Dr. med. Wolfgang Goebel

Schutzimpfungen selbst verantwortet

aethera®

die heilenden Kräfte im Menschen stärken,
die Bildung des eigenständigen Urteils unterstützen,
die Initiativbereitschaft von Patienten und Verbrauchern fördern.

An der Herausgabe des aethera-Programmes wirken mit:
gesundheit aktiv · anthroposophische heilkunst e.V.,
die Gesellschaft Anthroposophischer Ärzte und
die Medizinische Sektion am Goetheanum.

Über dieses Buch: Im Spannungsfeld von Impfpropaganda und -gegnerschaft kommt die sachliche Impfaufklärung leicht zu kurz. Dieses Buch ist der Versuch, Aufklärungslücken zu schließen und die Entscheidungsebene zu erweitern.

Über den Autor: Dr. med. Wolfgang Goebel, geb. 1932 in Ludwigsburg. Nach dem Studium von 1960 bis 1967 Assistent an der Universitäts-Kinderklinik in Tübingen, anschließend 1½ Jahre an der Ita-Wegman-Klinik in Arlesheim/Schweiz. Von November 1969 bis 1995 als einer der beiden leitenden Ärzte an der Kinderabteilung des Gemeinschaftskrankenhauses Herdecke/Ruhr. Zusammen mit Michaela Glöckler Autor des Buches *Kindersprechstunde* (Urachhaus 1984, z. Zt. 16. Auflage).

Dr. med. Wolfgang Goebel
und Mitarbeiter

Schutzimpfungen
selbst verantwortet

Grundlagen für eigene Entscheidungen

aethera®

Wichtiger Hinweis: Sämtliche Angaben und Empfehlungen in diesem Buch wurden mit größter Sorgfalt überprüft und in Übereinstimmung mit dem neuesten Wissensstand erarbeitet. Die Nennung von Handelsnamen oder Warenbezeichnungen geschieht im Rahmen der allgemeinen Pressefreiheit ohne Rücksicht auf Erzeugerinteressen; eine Werbeabsicht ist damit keinesfalls verbunden. Aus Gründen der Lesbarkeit wurden alle Markenregistrierungszusätze wie ® und ™ weggelassen.

Angaben zu Impfstoffen und ihrer Anwendung erfolgen mit der Einschränkung, dass sich Dosierungs- oder Anwendungshinweise durch neue Erkenntnisse in der Forschung, klinische Erfahrungen und das sich verändernde Angebot an Präparaten ändern können.

Jeder Benutzer wird dringend aufgefordert, die Angaben in diesem Buch anhand der Herstellerinformationen auf dem Beipackzettel auf ihre Richtigkeit zu überprüfen und die dort gegebenen Empfehlungen für die Anwendung und Kontraindikationen zu beachten. In Zweifelsfällen sollte immer ärztlicher Rat eingeholt werden. In keinem Fall ersetzt dieses Buch einen notwendigen Arztbesuch. Eine Haftung von Seiten des Autors oder des Verlags für Personen-, Sach- und Vermögensschäden ist ausgeschlossen.

3., vollständig überarbeitete Auflage 2006
ISBN-10: 3-7725-5042-8
ISBN-13: 978-3-7725-5042-3

aethera im Verlag Freies Geistesleben & Urachhaus GmbH
Landhausstr. 82, 70190 Stuttgart
Internet: www.aethera.de

Umschlagbild: © Agentur Kunterbunt, Heidi Velten, Leutkirch-Ausnang
Druck: DZA Druckerei zu Altenburg, Altenburg

Wie dieses Buch gelesen werden kann

Je nach Nutzergruppe kann das Buch in verschiedener Weise gelesen werden:

Ein gründliches Einarbeiten in die Impfthematik ist auch in der Reihenfolge Teil I, III, II, IV möglich.

Eltern von Säuglingen: Vor einer Entscheidung angesichts des Impfkalenders empfiehlt es sich, folgende Kapitel zu lesen:
Teil I und II, Teil III ab «Impfkomplikation» (S. 114ff.).

Jugendliche: Vergleicht euren Impfausweis mit dem Impfkalender auf S. 98. Studiert vor ausgedehnten Reisen die Liste der Indikations- und Auffrischimpfungen auf S. 165ff.

Macht euch in Teil II mit den Übertragungswegen der Leberentzündungen Hepatitis B und C und den Krankheitsvorkommen und Gefahren von Tetanus, Diphtherie, Poliomyelitis, Masern, Röteln, Mumps und FSME vertraut.

Lest auch die Abschnitte «Impfaufklärung» ab S. 18, «Nebenwirkungen» ab S. 93 und die «Tabelle» ab S. 165, ansonsten was euch interessiert. Besprecht euch mit Eltern oder Angehörigen und einer Ärztin oder einem Arzt.

Das Buch enthält Abschnitte, die auch für **Ärzte** informativ sein können. Sie sollen den interessierten Laien nicht vorenthalten werden, auch wenn sie nicht immer leicht verständlich sind. Die kleinen Hochzahlen[1,2,3] weisen auf die Literatur im Anhang hin.
Abschnitte in kleinerer, abweichender Schrift stellen *lesenswerte Ergänzungen des Haupttextes dar.*

Inhalt

Vorwort

Diese Schrift will weiterhin zur selbst verantworteten Entscheidung über Schutzimpfungen anregen, die Partnerschaft von Impfinteressierten und Ärzten durch Informationen fördern und die Ärzte in ihrer Aufklärungspflicht unterstützen. Sie ersetzt nicht das Gespräch mit der Ärztin oder dem Arzt.

Für Verunsicherung sorgt in diesem Jahr 2006, dass drei Impffaktoren neu zu Standard-Impfungen erklärt wurden und ein vierter demnächst folgt. Auch hat der Deutsche Ärztetag in diesem Jahr für die Einführung von Pflichtimpfungen und die Maßregelung impfkritischer Ärzte votiert, was allerdings wohl verfassungswidrig ist.

Die Initiative für dieses Buch ist aus einem Kreis von niedergelassenen und klinisch tätigen anthroposophisch orientierten Kinderärzten entstanden, die sich mit der Impfthematik eingehender auseinandersetzen wollten. Daraus ergaben sich zwei öffentliche Ärztetagungen, 1996 in Herdecke am Gemeinschaftskrankenhaus mit Professor Stück (Berlin), 1997 an der Universität Witten/Herdecke mit Professor Schneeweiß (Berlin) als Referenten und Vertretern der STIKO-Empfehlungen – beide Male mit Professor Maass † (Münster) als engagiertem Gast und Diskutant. Dieser sachliche Austausch im Gespräch war wichtig und gab weitere Anregungen für die Arbeit.

Die Mitarbeiter der ersten Auflage dieses Buches (s. S. 197) fanden sich auf persönliche Anfrage bereit zu Beiträgen, Erweiterungen, Korrekturen und Präzisierungen. Ohne sie wäre die Arbeit nicht möglich gewesen.

Die Liste der von der STIKO empfohlenen Standard-Impfungen wurde Ende Juli 2006 bemerkenswert erweitert. Es handelt sich um zwei Keimgruppen, Pneumokokken und Meningokokken, welche wie die schon aufgenommenen Hib-Keime eitrige Hirnhautentzündungen, aber auch septische Erkrankungen bedingen. Als dritter Zugang werden abgeschwächte Windpocken-Viren als Lebendimpfung dem Masern-Mumps-Röteln-Impfstoff zugefügt. Eine Schluckimpfung gegen Brechdurchfälle, veranlasst durch Rota-Viren, wird noch in diesem Jahr eingeführt. Sie lässt sich hier noch nicht beschreiben.

Beratend standen uns die Kollegin Dörte Hilgard und die Kollegen René Madeleyn, Uwe Momsen, Christoph Tautz und Stefan Schmidt-Troschke zur Verfügung, für Literatur auch Dirk Cysarz. Ihnen sei wieder herzlich gedankt. Besonderer Dank gilt Frau Christine Christ für die sorgfältige Integration der vielen Anpassungen in dieser 3. Auflage.

Wolfgang Goebel
Herdecke
August 2006

Bernhard Ulrich
Saarbrücken

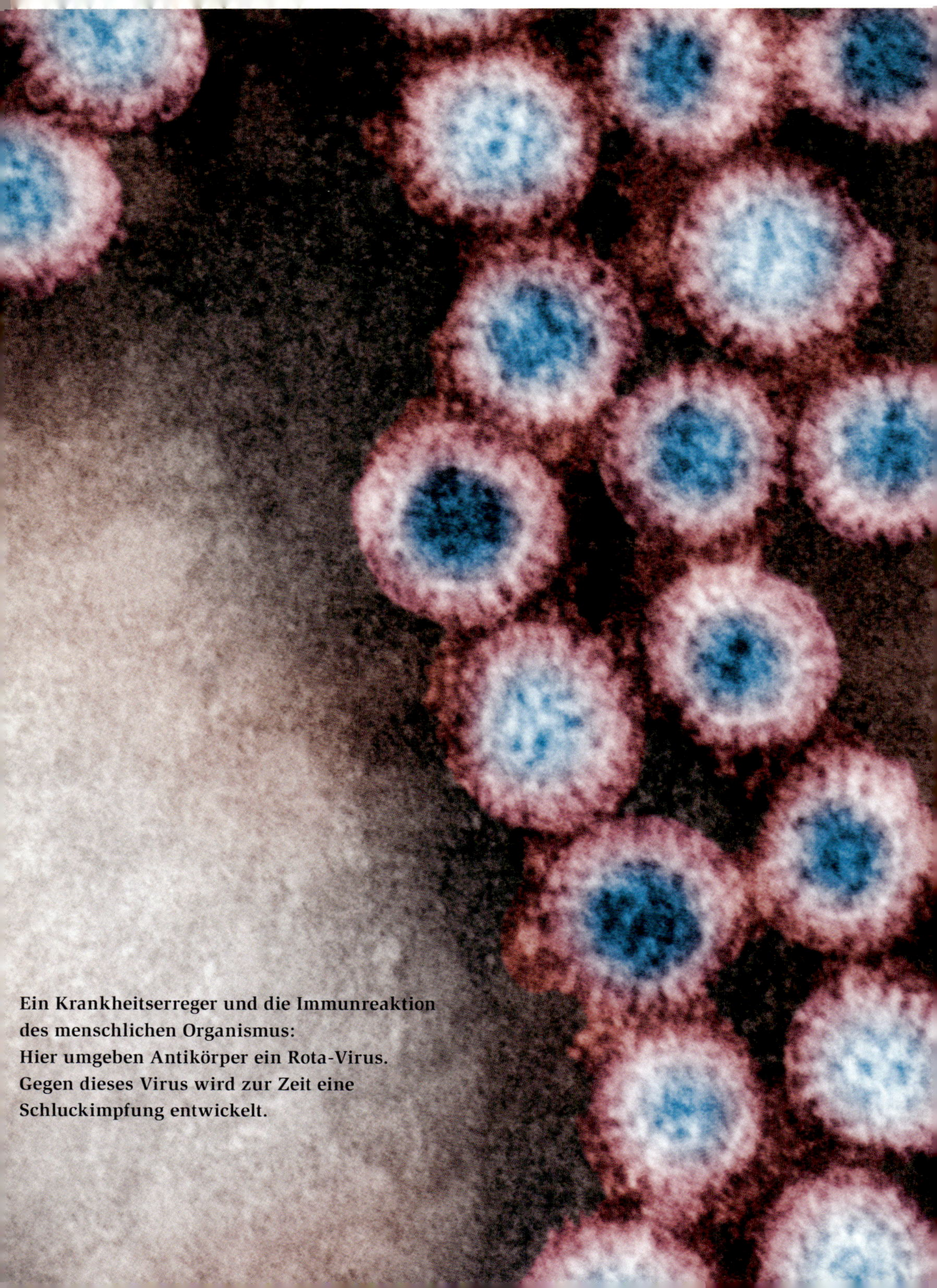

Ein Krankheitserreger und die Immunreaktion des menschlichen Organismus: Hier umgeben Antikörper ein Rota-Virus. Gegen dieses Virus wird zur Zeit eine Schluckimpfung entwickelt.

I. Einführung

Um die Ausführungen zu den einzelnen Krankheiten und Impfungen zu verstehen, bedarf es einiger allgemeiner Grundkenntnisse von Infektionsabläufen, vom Immunsystem und seiner Anregung durch Impfungen. Außerdem muss deutlich werden, was «Aufklärung» bei diesen Eingriffen heißt.

Infektionskrankheiten und Impfungen

Das Erscheinungsbild (Symptomatik) einer Infektionskrankheit entwickelt sich in der Auseinandersetzung von reaktionsbereiten Menschen und Erregern (meist Viren oder Bakterien). Man spricht von den pathogenen («kränkenden») Eigenschaften der Erreger und vom *Immunsystem* des Menschen, das die Aufgabe der Abgrenzung oder Überwindung solcher Einflüsse hat. «Immun» hieß im alten Rom: zur Steuer nicht verpflichtet. In unserem Zusammenhang meint es: Dieser Krankheit muss der immun (sprich: abwehrfähig) gewordene Patient keinen Tribut mehr entrichten. Zentrale Bedeutung im Immunsystem haben Blut, Lymphe, Lymphknoten und Milz, Thymusdrüse und Knochenmark mit ihren vielfach hochspezialisierten Zellen und den durch sie gebildeten Substanzen mit ganz unterschiedlichen Aufgaben.

Immunität

Das Immunsystem baut sich im Laufe der Kindheit auf. Dem Neugeborenen stehen noch die von der Mutter über die Plazenta (Mutterkuchen) übertragenen Schutzstoffe (Antikörper bzw. Immunglobuline) als «*Leihimmunität*» bzw. sog. *Nestschutz* zur Verfügung (sofern sie entsprechende Krankheiten durchgemacht hat und nicht nur geimpft ist). Mit der Vormilch und reifen Muttermilch kommen weitere Antikörper und abwehrfähige Zellen hinzu. Darüber hinaus besitzt das Neugeborene auch schon eine erste eigene *unspezifische Abwehrfähigkeit*.

Nestschutz

spezifische Abwehrfähigkeit

Der volle Umfang *spezifischer Abwehrfähigkeiten* muss jedoch durch Infektionen erst «gelernt» werden. Das ist von Geburt an prinzipiell möglich, besonders geschieht es aber im Anschluss an den nachlassenden Nestschutz. Dieser Lernvorgang dauert zwar lebenslang, findet aber hauptsächlich in der Kindheit statt.

Jede überwundene Infektion, aber auch jede andere körperliche, seelische oder geistige Bewährungssituation stärkt dieses System (vgl. S. 130).

Bakterien

Nur wenige der heute bekannten Bakterienarten lösen typische Infektionskrankheiten aus. Manche Bakterienarten wirken nur am falschen Ort oder unter besonderen Bedingungen krankmachend, während viele Bakterien zur Ausstattung einer gesunden Verdauung oder widerstandsfähigen Haut gehören. Im Naturzusammenhang spielen Bakterien eine überragende positive Rolle beim Abbau und Aufbau verschiedenster Stoffe – im Boden, in allen Gewässern und Meeren, vergesellschaftet mit Pflanzen, Tieren und Menschen. Der «Stoffwechsel» und die Stoffgleichgewichte der gesamten Erde hängen von Bakterien ab.

Viren

Bei den Viren ist es schwieriger, ihren positiven Sinnzusammenhang in der Gesamtnatur in den Blick zu bekommen. In der Biologie setzte sich in den letzten Jahrzehnten die Theorie durch, dass man die Zelle als eine Symbiose von Urbakterien (nun Mitochondrien), Blaualgen (nun z.B. Blattgrünorganellen) und Retroviren (eingewanderte Erbsubstanz) verstehen kann.[1,2]

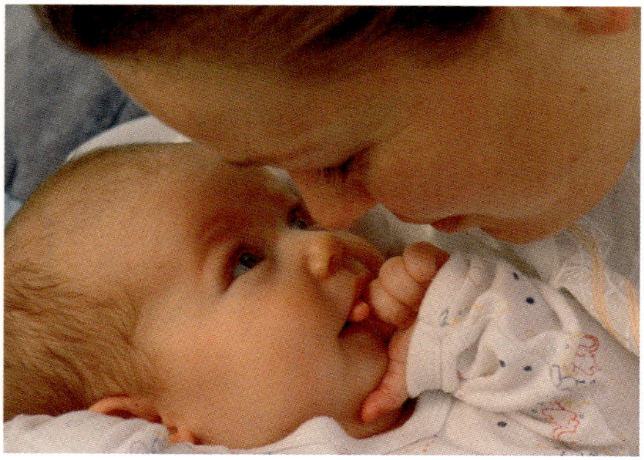

Bei einem Neugeborenen muss sich das Immunsystem erst noch entwickeln. Von seiner Mutter bekommt das Kind aber bereits einen «Nestschutz» mit auf den Weg – sofern sie die entsprechenden Krankheiten selbst durchgemacht hat.

Da Viren keinen eigenen Stoffwechsel besitzen und deshalb nur in lebenden Zellen vermehrungsfähig sind, müssten sie ursprünglich als Teile von diesen angesehen werden. So passen noch heute eingewanderte Retroviren genau an bestimmte Stellen im Erbgut ihrer Wirtszellen wie z.B. das Erbgut des den Menschen befallenden HIV (Human Immune Deficiency Virus) in das Erbgut der menschlichen Abwehrzellen (T-Zellen). Dass sie hierzu passen, kann auf eine evolutiv einstige Abspaltung hinweisen. Diese Viren wären demnach als vagabundierende Erbsubstanz anzusehen. Andere Viren, die nicht höhere (eukaryonte) Zellen, sondern Bakterien (prokaryonte Zellen) befallen, nennt man Bakteriophagen. Sie machen denkbar, dass es Abgabe und Aufnahme von Viren auch schon vor der Entstehung der höheren Zellen und Organismen gegeben hat, nämlich auf Basis der Prokaryonten (Bakterien, Blaualgen); sie konnten sich aber nie alleine vermehren. So scheinen sie mit den Grundbestandteilen der lebenden Substanz eng verwandt zu sein.

Viren als «vagabundierende Erbsubstanz»

Keimkontakt und seine Auswirkungen

Die Bezeichnung «Erreger» führt leicht zu einseitigen Vorstellungen über ihre Rolle:

- *Auch sogenannte Krankheitskeime müssen nicht immer zur Infektion oder Krankheit führen.* Sie können monatelang Schleimhäute besiedeln, ohne dass sich ihr Träger damit auseinandersetzt (z.B. Pneumokokken, Haemophilus influenzae b (Hib), «Scharlach»-Streptokokken, Staphylokokken). Manche Viren können nach der Ersterkrankung über viele Jahre symptomlos in Körperzellen verweilen (z.B. Herpes- und Windpocken-Viren).
- *Ein Keimkontakt kann auch zur symptomlosen oder unbeachteten Infektion führen (zur «stillen Feiung»)* und so zur Immunität bei späteren Gelegenheiten einer Ansteckung beitragen (bekannt bei Poliomyelitis, Mumps, Röteln, Keuchhusten, Diphtherie und Hib).
- *Bei manchen anderen Erregern führt die Erstbegegnung fast immer zur Krankheit* – sofern kein Nestschutz besteht (z.B. bei Masern und Windpocken, auch Keuchhusten im Neugeborenenalter).
- *Ob eine Infektion «angeht» und wie schwer die Krankheit verläuft, hängt oft von der Intensität und Dauer der Ansteckung sowie von der Stärke des Immunsystems ab.*

spezifische Immunitäten

Infektionskrankheiten hinterlassen oft spezifische Immunitäten:

- *Masern* – bisher eine lebenslängliche, mit einer seltenen Ausnahme: SSPE (s. S. 67),

- *Windpocken* – ebenso, mit Ausnahme einer selteneren Zweitkrankheit, dem Zoster (bekannt auch als Gürtelrose),
- *Mumps, Röteln, Keuchhusten, Diphtherie* – für die Mehrzahl der Erkrankten, wenn gelegentlich Wildkeim-Kontakte zur Auffrischung des Schutzes gegeben sind,
- *Polio-Infektion* – eine lebenslängliche nur gegen den einen Virus-Typ, der aufgenommen wurde (es gibt 3 verschiedene Virustypen),
- *Scharlach, Grippe, Schnupfen* – nur eine geringe,
- *Herpes-Viren* dagegen bleiben in Nervenzellen für den Bereich der Körperöffnungen erhalten und lassen bei Gelegenheiten dort die typischen Bläschen aufschießen.

Bildung von Antikörpern

Vereinfacht dargestellt kommt eine *spezifische Immunität* folgendermaßen zustande: Die vom Organismus als «fremd erkannten» Substanzen der Erreger (ihre Oberflächen oder Kapseln, abgeschiedene Gifte und anderes) wirken «antigen», d.h. sie werden mit der Bildung von *«Antikörpern»*, den *Immunglobulinen*, beantwortet. Diese binden die Antigene und führen sie dem Abbau durch körpereigene Zellen zu.

Inkubation

- In der Zeit von der Ansteckung bis zum Ausbruch der Krankheit (*Inkubationszeit*) bereitet sich diese Auseinandersetzung auf ganz spezifische Weise vor.
- Während der Krankheit ist sie voll im Gange, ablesbar z.B. am Fieber.
- Mit Abklingen der Symptome ist der Erreger «im Griff».

Rekonvaleszenz

- In der *Rekonvaleszenz* (Erholungszeit) werden einerseits entstandene Schwächen überwunden, andererseits schafft sich das Immunsystem über mehrere Wochen noch einen Überschuss an im Blut gelösten, sog. *humoralen Antikörpern*, der u.U. über viele Jahre ständig erneuert und erhalten wird. Außerdem sind spezielle Zellen mit Eigenschaften ausgestattet worden, die man als *«Erinnerungsfähigkeit»* bezeichnen kann. Denn kommt es nach etlichen Jahren zu einem erneuten Erregerkontakt mit einer beginnenden Infektion, so steigen die Antikörperspiegel im Blut in wenigen Tagen auf ein Vielfaches an. Diese *zellgebundene Fähigkeit* tritt umso wahrscheinlicher in Aktion, je weniger Antikörper noch im Blut vorhanden sind. Sie lässt sich bisher als solche nicht messen, sondern nur aus dem hohen Antikörperanstieg schließen.

Die spezifische Immunität hat also zwei Komponenten: einen gelösten (humoralen) Anteil in Form von Antikörpern, die direkt im Blut nachweisbar sind, und einen zellvermittelten Anteil, erkennbar erst am raschen Antikörperanstieg. Die zellvermittelte Komponente gilt als Träger lang anhaltender Immunität. (Weiteres zum Immunsystem s. S. 126ff.)

humorale und zellvermittelte Immunität

Schutzimpfungen – hier kurz Impfungen genannt – bestehen entweder aus einer Übertragung von Antikörpern (sog. *Passiv-Immunprophylaxe*) oder einer künstlichen Anregung einer eigenen Immunität (sog. *Aktiv-Impfung*). Beide sollen eine spezifische Immunität vermitteln unter Umgehung gefährlicher Krankheitsstadien. Ihre Entstehungsgeschichte wird später ausgeführt (s. S. 103ff.).

passive Immunisierung

a) Passiv-Immunisierung mit Tierserum:
Früher wurden in größerem Umfang Pferde, Rinder und Schweine mit wiederholten Injektionen von abgetöteten Tetanus- oder Diphtherie-Bakterien und Schlangengiften immunisiert. Das *Serum* dieser Tiere wurde dann nach Verletzungen mit Tetanus-Risiko, bei Diphtherie-Verdacht und -Erkrankung und nach Schlangenbissen injiziert (s. S. 104). Diese Präparate sind laut Hersteller seit Mai 2000 nicht mehr lieferbar. Die mit dem Serum übertragenen Immunglobuline wirken unmittelbar durch Bindung der im Blut kreisenden Bakteriengifte oder anderer Antigene. Sie werden aber vom Empfängerorganismus in einigen Wochen abgebaut, sodass *ihr Schutz nur kurz anhält*. Stammen sie vom Tier, so besteht besonders bei Wiederholung der Gabe die Gefahr einer allergischen Reaktion auf das Fremdeiweiß.

b) Passiv-Immunisierung mit Immunglobulinen vom Menschen:
Aus dem Blutserum von hochimmunisierten, d.h. mehrfach geimpften Spendern können Immunglobuline abgetrennt und bei bestimmten Krankheiten eingesetzt werden. Als Gesamtfraktion der Gammaglobuline werden sie z.B. nach Masern- oder Hepatitis-A-Ansteckung verwendet, weil hier schon eine geringe Menge Immunglobulin vorbeugend wirkt. Für die Vorbeugung von Tetanus, Tollwut, Frühsommer-Meningo-Enzephalitis (FSME) der Erwachsenen oder Windpocken bei besonders Gefährdeten können sie als angereicherte spezifische Einzelfraktion gegeben werden. – Dass in ihnen evtl. enthaltene

bisher nicht bekannte Viren nicht nachweisbar sind, ist bei diesen Präparaten ein geringes, aber unvermeidliches Risiko.

aktive Immunisierung

c) Aktiv-Immunisierung:
Die sog. aktive Immunisierung regt den Organismus selbst zur Bildung von Abwehrstoffen an. Hier sind zu unterscheiden:

Lebendimpfstoffe

1. Lebendimpfstoffe
Sie enthalten die *Krankheitskeime in abgeschwächter Form*, z.B. in Masern-, Mumps-, Röteln-, Windpocken-Impfstoffen. Die nicht mehr empfohlene Tuberkulose-Impfung und die Schluckimpfung gegen Poliomyelitis (d.h. Kinderlähmung) gehörten auch dazu. Diese Erreger vermehren sich noch im Körper, werden aber von einem gesunden Immunsystem ohne wesentliche Krankheitssymptome überwunden. Der Organismus erzeugt dabei eine *länger anhaltende Immunität*.

Totimpfstoffe

2. Totimpfstoffe
Sie enthalten mit Formalin abgetötete (in der Fachsprache: inaktivierte) Viren oder Bakterien oder wesentliche antigene Teile von ihnen. Verwendet werden bei der Impfung gegen:

- Diphtherie und Wundstarrkrampf – das inaktivierte, d.h. unschädlich gemachte Gift der Bakterien (Toxoid-Impfstoffe),
- Keuchhusten – seit einigen Jahren Impfstoffe mit 2 bis 4 Antigenen des Erregers,
- Tollwut – das inaktivierte Tollwutvirus,
- Hib – das Erreger-Kapsel-Antigen aus einem Polysaccharid (zuckerverwandter Stoff), welches mit einem eiweißartigen Antigen eines anderen Erregers gekoppelt sein muss, um dem Säugling die Immunisierung zu ermöglichen (Konjugat-Impfstoff),
- Poliomyelitis – die 3 inaktivierten Poliovirusstämme,
- Hepatitis B – das Oberflächenantigen des Virus, gentechnologisch in Hefezellen hergestellt.

Totimpfstoffe erzeugen *erst nach mehrfacher Anwendung einen Schutz für einige Jahre* (s. Abb. S. 17). Zur Grundimmunisierung werden deshalb 3 bis 4 Impftermine und zur Auffrischung Wiederholungsimpfungen im Kindes- und Jugendalter ein- oder zweimal, im Erwachsenenalter bei einigen Impfungen alle 10 Jahre *öffentlich* empfohlen.

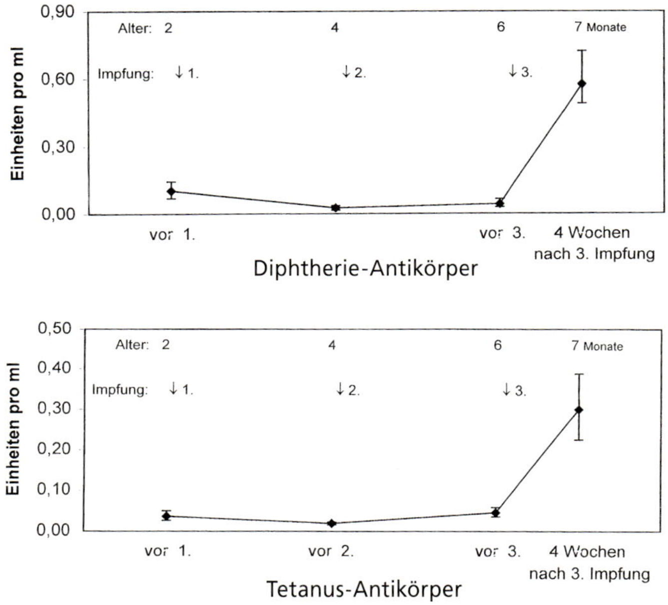

Graphische Darstellung von Teilergebnissen einer Studie zur Prüfung von Hib-Impfverfahren in Kombination mit Tetanus-, Diphtherie-, Keuchhusten- und Poliomyelitis-Impfstoffen (nach Daten bei Miller[3]).

Dargestellt sind die Mittelwerte und 95% Vertrauensgrenzen der Diphtherie- und Tetanus-Antikörper von 141 Säuglingen, die gegen Diphtherie, Tetanus, Keuchhusten, Hib und Poliomyelitis geimpft wurden. Blutabnahmen wurden jeweils vor den 3 Impfungen und 4 Wochen nach der letzten Impfung durchgeführt. Deutlich ist der mit 8 Wochen noch bestehende mütterliche Nestschutz (für Diphtherie gilt als schützend ein Antikörpergehalt ab 0,1 Einheiten/ml, für Tetanus ein solcher ab 0,01 Einheiten/ml). In diesem Alter und bei den kurzen Abständen von je 8 Wochen vermag erst die 3. Impfung die Antikörper deutlich anzuheben. Dieser Anstieg ist nach einer Pause von etwa 6 bis 24 Monaten aufgrund der jetzt entstandenen zellgebundenen Abwehr erheblich höher und wird bei dem verwendeten Impfschema durch die 4. Impfung mit einem Jahr erzielt (bei dieser Studie nicht dargestellt). Die veröffentlichte «Vertrauensgrenze» ist nicht mit der tatsächlichen Streuung der Werte gleichzusetzen: Im Einzelfall können höhere oder niedrigere Werte vorkommen, als durch die Vertrauensgrenzen angezeigt wird.

Alle diese aktiven Impfungen benötigen je Impfvorgang nur geringe Mengen Impfstoff (0,5 bis 1 ml), im Gegensatz zu den Passiv-Impfungen, die 1 – 5 – 10 ml Serum benötigen.

Inhalt und Umfang der Impfaufklärung

Impfleistung des Arztes

Laut Bundesärztekammer (BÄK) und Ständiger Impfkommission am Robert-Koch-Institut in Berlin (STIKO) umfasst die Impfleistung des Arztes neben der Impfung als solcher (teils wörtlich zitiert («...»), teils sinngleich, wenig gekürzt):

- «Informationen über den Nutzen der Impfung und über die zu verhütende Krankheit,
- Hinweise auf mögliche Nebenwirkungen und Komplikationen,
- Erhebung der Anamnese und der Impfanamnese (d.h. Vorgeschichte) einschließlich der Befragung über das Vorliegen möglicher Kontraindikationen,
- Feststellen der aktuellen Befindlichkeit zum Ausschluss akuter Erkrankungen,
- Empfehlungen über Verhaltensmaßnahmen im Anschluss an die Impfung,
- Aufklärung über Beginn und Dauer der Schutzwirkung,
- Hinweise zu Auffrischimpfungen,
- Dokumentation der Impfung im Impfausweis bzw. Ausstellen einer Impfbescheinigung.»

(Dieses und die weiteren Zitate oder Zusammenfassungen aus: Impfempfehlungen der STIKO Juli 2005).[1]
Unter «Spezielle Hinweise zur Durchführung von Schutzimpfungen» heißt es wörtlich:

Aufklärungspflicht

«Aufklärungspflicht vor Schutzimpfungen: Vor Durchführung einer Schutzimpfung hat der Arzt die Pflicht, den Impfling oder seine Eltern bzw. Sorgeberechtigten über die zu verhütende Krankheit und die Impfung aufzuklären, *damit sie über die Teilnahme an der Impfung* *entscheiden können.** Die Aufklärung sollte umfassen: Information über die zu verhütende Krankheit, Behandlungsmöglichkeiten der Krankheit, Nutzen der Schutzimpfung für das Individuum und die Allgemeinheit, Art des Impfstoffs, Durchführung der Impfung, Dauer des Impfschutzes, Verhalten nach der Impfung, Kontraindikationen, mögliche Nebenwirkungen und Impfkomplikationen, Notwendigkeit von Auffrischimpfungen.

öffentliche Impftermine

Für öffentliche Impftermine wird eine vorherige Aufklärung in schriftlicher Form empfohlen. Eine Gelegenheit zu weitergehenden Informationen durch ein Gespräch mit dem Arzt muss aber gegeben sein.»

Im Juli 2003 wurde noch eindeutig ausgesprochen: Die Entscheidung über die Durchführung einer Impfung liegt bei niemand anderem als bei dem Impfling selbst bzw. bei den Sorgeberechtigten. Im Juli 2005 steht nur noch: «In der Bundesrepublik besteht keine Impfpflicht.»

Ausnahmen

Ausnahmen gibt es nur bei besonderen Gefahren: «... wenn eine übertragbare Krankheit mit klinisch schweren Verlaufsformen auftritt und mit ihrer epidemischen Verbreitung zu rechnen ist.» Dann können nach dem Infektionsschutzgesetz (IfSG § 20, gültig seit 1. Januar 2001) durch Rechtsverordnungen bedrohte Teile der Bevölkerung zur Teilnahme an einer Impfung verpflichtet werden (Seuchengesetz).[2]

Notwendigkeit der Einwilligung

Die Notwendigkeit der Einwilligung ergibt sich aus der Tatsache, dass jede Impfung durch Injektion eine Körperverletzung darstellt. Körperverletzungen sind nur mit Einwilligung der Betroffenen rechtmäßig.

Urteilsfähigkeit

Darüber hinaus geht aus dem zitierten Text hervor, dass die Aufklärung keinem anderen Zweck dienen soll, als den Impfling bzw. dessen Eltern oder Sorgeberechtigten selbstständig *urteilsfähig* zu machen. Dies bedeutet, dass der aufklärende Arzt den Impfling weder zur Teilnahme noch zur Nichtteilnahme an einer Impfung überreden noch ihn in seinem Urteil einseitig (z.B. durch die eigene Meinung) beeinflussen darf. In beiden Fällen könnte von einer Entscheidung des Impflings nicht mehr im strengen Sinne gesprochen werden und die gegebene Einwilligung wäre nicht mehr wirksam.

* Hervorhebung vom Herausgeber

schriftliche Aufklärung

Ob eine schriftliche Aufklärung hinreicht, um diesen Zweck zu erfüllen, muss grundsätzlich kritisch befragt und im Einzelfall genau geprüft werden. Denn für diese schriftliche Aufklärung werden Merkblätter oder die Sammelmappe des Grünen Kreuzes, Marburg, und des Perimed Compliance Verlages Dr. Straube, Erlangen, genannt. Aufmerksame Impfinteressierte werden aber einen deutlichen Unterschied bemerken zwischen der spärlichen Aufzählung von möglichen Nebenwirkungen besonders in den Merkblättern aus Marburg einerseits und den ausführlichen Aufzählungen in den Beipackzetteln bzw. Fachinformationen andererseits. (Genaueres s. S. 93ff.)

Jugendliche

«Jugendliche können selbst einwilligen, wenn sie die erforderliche Einsichts- und Entscheidungsfähigkeit besitzen … in der Regel mit 16 Jahren …»

Ob hierzu eine Aufklärung im Kollektiv der Klasse ausreicht und zu wirksamen Einwilligungen führt, müsste geprüft werden.

mündliche Aufklärung

«Bei Einzelimpfungen ist die mündliche Form der Aufklärung ausreichend und die Methode der Wahl.»

Natürlich muss sie auch dokumentiert werden.

Gegenanzeigen laut STIKO

Als Gegenanzeigen (Kontraindikationen), bei denen nicht geimpft werden soll, werden 5 Punkte aufgeführt (gerafft, teilweise verdeutlicht):

- Akute behandlungsbedürftige Erkrankungen bis mindestens 2 Wochen nach Genesung (Ausnahme: wenn die Impfung unmittelbar nach Ansteckung angezeigt ist).
- Bedenkliche Symptome nach einer Impfung sind ein Grund, bis zur Klärung der Ursache diese Impfung nicht zu wiederholen.
- Allergien gegen Bestandteile eines Impfstoffes, vor allem die Antibiotika Neomycin und Streptomycin sowie selten Hühnereiweiß. Wer gegen Hühnereiweiß in der Nahrung mit schockartigen Erscheinungen reagiert, sollte keine hühnereiweißhaltigen Impfstoffe erhalten (Gelbfieber- und Grippe-Impfung).

Die Impfviren von Gelbfieber- und Grippe-Impfung werden auf Hühnereiern vermehrt.

Die STIKO erwähnt hier nicht die Masern-Mumps- und FSME-Impfungen, weil deren Viren auf Hühnerfibroblasten-Zellkulturen vermehrt werden, die nicht mit Hühnereiern gleichgesetzt werden dürfen. Auch laut Fachinformationen gilt für diese Impfstoffe nur eine äußerst seltene Einschränkung (vgl. S. 92).

- Bei Immundefekten – angeboren oder erworben – soll vor der Impfung mit einem Lebendimpfstoff der behandelnde Spezialist gefragt werden. In diesen Fällen ist der Impferfolg durch eine Blutuntersuchung zu prüfen.
- In der Schwangerschaft sind Lebendimpfungen zu meiden. Versehentlich erhaltene Lebendimpfungen sind aber kein Grund für einen Schwangerschaftsabbruch.

«falsche» Gegenanzeigen laut STIKO

Als *falsche Kontraindikationen* (Gegenanzeigen, die keine sind, d.h. als unproblematisch eingestuft werden) gelten laut STIKO – teils wörtlich zitiert («...»), teils sinngleich, wenig gekürzt: «... *z.B.:*

- *banale Infekte, auch wenn sie mit subfebrilen Temperaturen (< 38,5 °C) einhergehen*».

Impfung eventuell verschieben

Die Einteilung des Fiebers nach Pschyrembel, Klinisches Wörterbuch, lautet: «bis 38 °C subfebrile Temperatur, bis 38,5 °C mäßiges Fieber, über 39 °C hohes Fieber». – Ein banaler Infekt kann allerdings Wegbereiter einer schweren Krankheit sein (s. S. 120f.). Wir (die Mitarbeiter dieses Buches) ziehen es zum Schutz der Kinder deshalb vor, eine verschiebbare Impfung zu verschieben.

- «Ein möglicher Kontakt des Impflings zu Personen mit ansteckenden Krankheiten».

Auch dies lässt Fragen offen und sollte individuell verantwortlich entschieden werden (Beispiele ab S. 114).

- *«Krampfanfälle in der Familie,*
- *Fieberkrämpfe in der Vorgeschichte des Impflings (da fieberhafte Impfreaktionen einen Krampfanfall provozieren können, ist zu erwägen, Kindern mit Krampfneigung Antipyretica zu verabreichen ...)»,*
- Ekzem u.a. Hautkrankheiten (Dermatosen) oder lokalisierte Hautinfektionen,
- Behandlung mit Antibiotika oder niedrigen Dosen von Kortikosteroiden oder lokal angewendeten steroidhaltigen Präparaten,
- Schwangerschaft der Mutter des Impflings,

- angeborene oder erworbene Immundefekte bei Impfung mit Totimpfstoffen,
- Neugeborenengelbsucht (-ikterus).
- Frühgeborene sollten unabhängig von ihrem Geburtsgewicht entsprechend dem empfohlenen Impfalter geimpft werden.

Risiken und eventuelle Spätfolgen abwägen

Hier muss das Risiko eines Frühgeborenen, im 1. Lebensjahr mit schweren durch Impfung verhütbaren Krankheiten angesteckt zu werden (z.B. Keuchhusten und Hib), abgewogen werden gegen die möglicherweise unbekannten Spätfolgen von frühen Vielfachimpfungen auf die Entwicklung des Immunsystems. Außerdem sollte bedacht werden, dass ½ ml eines Impfstoffes in dem kleinen Muskel eines Frühgeborenen etwas ganz anderes bedeutet als in dem Muskel eines 3 Monate alten oder gar eines 1 Jahr alten Kindes. Die Empfehlung ist international (s. S. 42).

- Chronische Erkrankungen sowie nicht fortschreitende Erkrankungen des zentralen Nervensystems.

Angezeigte Impfungen sollen auch bei Personen mit chronischen Erkrankungen durchgeführt werden, da diese Personen durch schwere Verläufe und Komplikationen der durch Impfung vorzubeugenden Krankheiten besonders gefährdet sind.

spezielle Hinweise der STIKO

Weiterhin sind für die Impfinteressierten von den speziellen Hinweisen der STIKO zur Durchführung der Impfung noch folgende wichtig:

- *«Es gibt keine unzulässig großen Abstände zwischen Impfungen. Jede Impfung gilt. Auch eine für viele Jahre unterbrochene Grundimmunisierung muss nicht neu begonnen werden!»*
- Wenn Impfstoffe kurzfristig zu Hause aufbewahrt werden, muss der Kühlschrank eine Temperatur von + 2 bis + 8 °C halten. Bei Unterbrechung der Kühlkette von Lebendimpfstoffen (z.B. MMR und Varizellen) oder nach versehentlichem Einfrieren oder Erwärmen von Impfstoffen sind diese zu verwerfen.
- *«Der Verdacht einer über das übliche Ausmaß einer Impfreaktion hinausgehenden gesundheitlichen Schädigung ist umgehend an das Gesundheitsamt zu melden …»* (gesetzliche Meldepflicht des Arztes). Ebenso ist die Arzneimittelkommission der Deutschen Ärzte-

schaft zu unterrichten (berufsständische Meldepflicht). Die für die Klärung wichtigen Untersuchungen (Immundefekt? Konkurrierende Infektionen? usw.) sollen vom Arzt unverzüglich eingeleitet werden. Auf die gesetzlichen Bestimmungen zur Versorgung nach Impfschäden ist hinzuweisen.

Die überwiegend für die ärztliche Tätigkeit wichtigen Details wurden hier nicht aufgenommen.

Als nächster Schritt zur eigenen Impfentscheidung sind nun die einzelnen Krankheiten und die zugehörigen Impfungen zu besprechen.

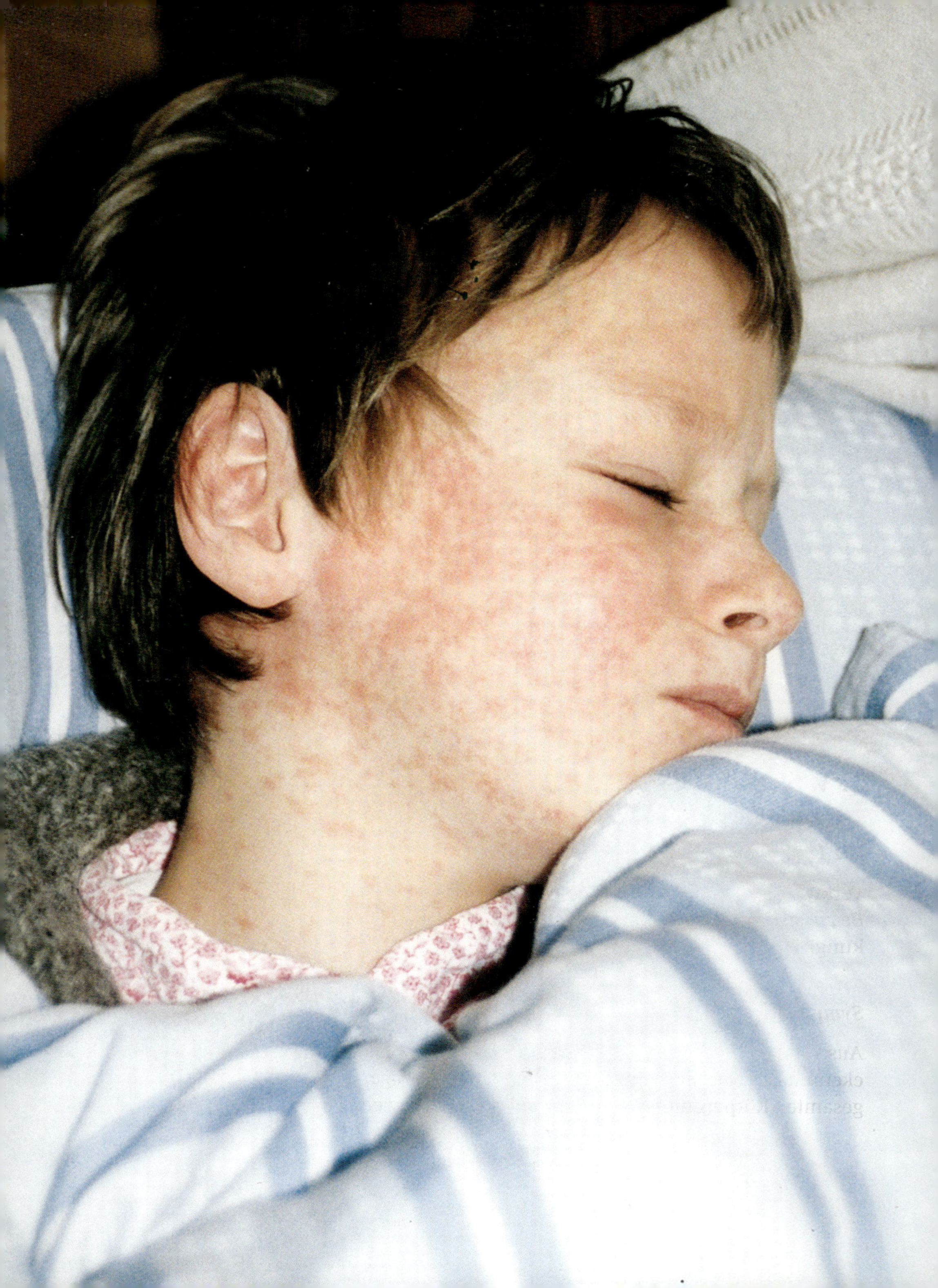

II. Die einzelnen Krankheiten und Schutzimpfungen

Infektionskrankheiten sind in ihrem Verlauf und Ausgang mehr oder weniger charakteristisch und offen – wie der Lebenslauf eines Menschen. Nur die typischen Symptome und Verläufe und die bekannteren Komplikationen können hier geschildert werden. Ähnliches gilt für die Impfungen mit dem Unterschied, dass sie den formulierten Zweck haben, eben diese Krankheiten zu verhindern. Diese Schrift mag deshalb als ein mit Fragen begonnenes Gespräch aufgefasst werden.

typische Symptome und Verläufe

Neu aufgenommen wurden die jetzt allgemein empfohlenen Impfungen gegen Pneumokokken- und Meningokokken-Erkrankungen sowie die Windpocken und die Gürtelrose (Varizellen und Zoster). Von den Impfungen, die nicht allgemein, sondern nur aus besonderen Anlässen öffentlich empfohlen werden, konnten wir nur die FSME-Impfung ausführlich aufnehmen. Diese sog. Indikationsimpfungen sind aber ab S. 165 nach den Empfehlungen der STIKO aufgeführt.

1. Wundstarrkrampf (Tetanus)

Die Krankheit

Verkrampfungen der gesamten Körpermuskulatur bei *voll erhaltenem Bewusstsein* sind charakteristisch für diese lebensgefährliche Erkrankung.

Symptome

Aus einer unwillkürlichen vermehrten Spannung der Kau- und Nackenmuskulatur entwickeln sich innerhalb einiger Tage über die gesamte Körpermuskulatur minutenlange schwere schmerzhafte

Krämpfe, die fast pausenlos durch kleinste Sinnesreize ausgelöst werden. Die Krankheit dauert mehrere Wochen. Sie kann viele Komplikationen (z.B. Wirbelkörperbrüche) verursachen. Trotz moderner Intensivbehandlung endet sie oft mit dem Tode, besonders in den armen und südlichen Ländern der Welt.

Infektion und Inkubation («Ausbrütezeit»)

verschmutzte Verletzungen

Durch eine verschmutzte hautdurchdringende Verletzung können die Sporen des Erregers aus der Erde oder aus Kot ins Gewebe verschleppt werden, wo sie sich bei mangelhafter Durchblutung oder Belüftung (Sauerstoffmangel) zu Bakterien entwickeln und vermehren. Sie erzeugen ein Gift, das über Nerven, Lymphe und Blut das zentrale Nervensystem erreicht und die Entspannung der Körpermuskulatur hemmt. Erste Symptome treten nach 2 bis 60, meist aber 3 bis 14 Tagen auf. Tetanus ist nicht ansteckend. Er hinterlässt keine tragfähige Immunität. Penicillin ist gegen die Bakterien, aber nicht gegen das gebildete Gift wirksam.

Epidemiologie

Der Neugeborenen-Tetanus ist bei mangelhafter Sauberkeit in den Ländern der Dritten Welt eine häufige Erkrankung und Todesursache (jährlich 400.000 Todesfälle).[1]

Zahl der Erkrankungen in Deutschland

In der Bundesrepublik wurden von 1971 bis 1980 noch 427 Erkrankungen gemeldet, von denen 290 tödlich verliefen. 1981 bis 1990 waren es noch 139 Erkrankungen, darunter 63 Todesfälle. Von den Verstorbenen waren 95% älter als 45 Jahre.[2] Im Kindesalter verstarb laut Bundesstatistik seit 1973 nur noch ein älteres Kind an Tetanus.

In Ländern mit hohen Impfraten sind unter den wenigen Erkrankten oft ältere Frauen, weil sie seltener geimpft wurden. Erwachsene sind meist schwerer betroffen als Kinder. Die Seltenheit bei Kindern wird durch den Hygienestandard und die Impfungen erreicht. Stichverletzungen (darunter oft Nägel in der Fußsohle, bei Drogeninjektionen, vereinzelt Insektenstiche, Splitter, Piercing und Tätowieren) machen

häufigste Ursachen

neben den schweren Gewebsverletzungen die häufigsten bekannten Ursachen aus.[3]

Tetanus-Immunprophylaxe im Verletzungsfall

Vorgeschichte der Tetanus-Immunisierung (Anzahl der Impfungen)	Saubere, geringfügige Wunden		Alle anderen Wunden[1]	
	Td[2]	TIG[3]	Td[2]	TIG[3]
Unbekannt	Ja	Nein	Ja	Ja
0 – 1	Ja	Nein	Ja	Ja
2	Ja	Nein	Ja	Nein[4]
3 oder mehr	Nein[5]	Nein	Nein[6]	Nein

Erläuterungen:

1. Tiefe und/oder verschmutzte (mit Staub, Erde, Speichel, Stuhl kontaminierte) Wunden, Verletzungen mit Gewebszertrümmerung und reduzierter Sauerstoffversorgung oder Eindringen von Fremdkörpern (z.B. Quetsch-, Riss-, Biss-, Stich-, Schusswunden)
   - schwere Verbrennungen und Erfrierungen
   - Gewebsnekrosen
   - septische Aborte
2. Kinder unter 6 Jahren T, ältere Personen Td (d.h. Tetanus-Diphtherie-Impfstoff mit verringertem Diphtherietoxoid-Gehalt)
3. TIG = Tetanus-Immunglobulin, im Allgemeinen werden 250 IE verabreicht, die Dosis kann auf 500 IE erhöht werden; TIG wird simultan mit Td/T-Impfstoff angewendet.
4. Ja, wenn die Verletzung länger als 24 Stunden zurückliegt.
5. Ja (eine Dosis), wenn seit der letzten Impfung mehr als 10 Jahre vergangen sind.
6. Ja (eine Dosis), wenn seit der letzten Impfung mehr als 5 Jahre vergangen sind.

Die Tetanus-Immunprophylaxe ist unverzüglich durchzuführen. Fehlende Impfungen der Grundimmunisierung sind entsprechend den für die Grundimmunisierung gegebenen Empfehlungen nachzuholen.

Tabelle aus Epidemiolog. Bulletin Nr. 30, 2005, S. 271, Robert-Koch-Institut

Die Impfung

Aktive Immunisierung mit dem Adsorbat-Impfstoff des Tetanustoxoides (abgekürzt: T) (s. S. 16 u. 91):

Grundimmunisierung

Für die Grundimmunisierung mit dem Einzelimpfstoff sind laut Hersteller 2 Impfungen im Abstand von 4 bis 6 Wochen und eine dritte nach mindestens 6 Monaten erforderlich. Als frühester Zeitpunkt gilt gegenwärtig der 3. Lebensmonat. Im Erwachsenenalter werden Auffrischimpfungen alle 10 Jahre empfohlen.

Auffrischung

Die öffentliche Empfehlung der STIKO lautet auf eine Mehrfach-Kombinationsimpfung mit der Tetanuskomponente im 3., 4., 5. und 12. bis 15. Monat, d.h. 4 Impfungen als Grundimmunisierung. Dazu kommen zwei Auffrischimpfungen mit 4 bis 5 und 9 bis 17 vollendeten Jahren. (Diese enthalten bei Kombination mit Diphtherie-Toxoid als Auffrischimpfung eine geringere Dosis des Toxoids.)
(Zu möglichen Impfnebenwirkungen s. S. 95.)

Passive Immunisierung mit Tetanus-Immunglobulin (TIG) von hochimmunisierten Spendern:

bei akuten Verletzungen

Dieses Antikörperkonzentrat kann im Blut kreisendes Tetanustoxin binden und dadurch unschädlich machen. Es wird nur bei akuten Verletzungen nach festgelegten Regeln (s. Tabelle S. 27) verwendet – in Abhängigkeit von Zeit und Zahl früherer aktiver Immunisierungen und der Schwere der Verletzung. Da diese Immunglobuline vom Körper innerhalb einiger Wochen abgebaut werden, wird gleichzeitig eine Toxoid-Auffrischungsimpfung durchgeführt. Ferner wird Tetanus-Immunglobulin in hohen Dosen bei Tetanus-Erkrankung eingesetzt.

Zur Wirksamkeit und Überimmunisierung

Es bestehen keine Zweifel an der Wirksamkeit der aktiven Tetanus-Impfung. Doch gibt es aus ethischen Gründen keine kontrollierte Studie. Für die Wirksamkeit zeugen die Seltenheit der Erkrankung in Ländern hoher Durchimpfung und in Afrika die erfolgreiche Vorbeugung des Neugeborenen-Tetanus durch 1 bis 2 Impfungen der Mutter in der Schwangerschaft (Nestschutz!).[4,1]

Anzahl der Impfungen

Problematisch ist dagegen die Anzahl der Impfungen. Erwachsene bemerken mit steigender Anzahl der Nachimpfungen auch zunehmende, meist lokale Nebenwirkungen. Schon länger sind selbst bei Kindern erhöhte Antikörpertiter aufgrund zu dichter Routine- und Notfall-Impfungen bekannt geworden (Werte z.B. zwischen 40- und 2.500-fach über «Minimalschutztiter»[5]).

Tendenz zur Überimpfung

Eine offizielle Impfempfehlung in Großbritannien hielt noch 1996 die Routineauffrischungen alle 10 Jahre für unnötig, nachdem einmal die 5. Tetanus-Impfung erfolgte. Empfohlen waren nur die Auffrischungsimpfungen anlässlich verschmutzter Verletzungen. Angeblich wird aber in Großbritannien «eine Riesenmenge Toxoid an leicht oder unverletzte Personen verimpft, wahrscheinlich, weil es vom Gesundheitssystem bezahlt wird».[6] Eine vergleichbare Tendenz zur Überimpfung wird bei den Empfehlungen zur Verhinderung des Neugeborenen-Tetanus in den Ländern der sogenannten Dritten Welt sichtbar: Empfohlen wurde dort ein Schema mit 3 Impfungen in der 1. Schwangerschaft und je einer Impfung in allen folgenden Schwangerschaften. Später wurde nachgewiesen, dass eine Impfung der Mutter in der Schwangerschaft ihre Neugeborenen der nächsten 5 Jahre, zwei Impfungen in dieser Schwangerschaft ihre Neugeborenen der nächsten 13 Jahre schützen.[4,7]

In Deutschland wie in vielen industrialisierten Ländern gilt als Empfehlung einerseits ein differenziertes Vorgehen bei Verletzungen (s. Tabelle S. 27), andererseits die pauschale Empfehlung der STIKO von bislang insgesamt 6 Tetanus-Impfungen bis zum 18. Lebensjahr und zehnjährige Wiederholungen im Erwachsenenalter. In der Regel soll bei Auffrischungsimpfungen die Kombination Td verimpft werden, um den Diphtherieschutz gleichzeitig zu steigern.

Anhaltspunkte für eine eigene Entscheidung

Anhaltspunkte für eine eigene Beurteilung geben die drei jüngsten stationär behandelten Tetanusfälle in Finnland von 1969 bis 1985, d.h. innerhalb von 16 Jahren: Ein 5-jähriges, dreimal mit 4 bis 6½ Monaten geimpftes Kind, das zu Hause beim Spiel von Chinchillas gekratzt und gebissen wurde, erkrankte typisch mit Krämpfen, wurde in der Klinik dreizehn Tage im dunklen, ruhigen Raum gepflegt, kam ohne Beatmung und ohne medikamentöse Beruhigung aus. Ein 10-jähriges Kind hatte im 1. Lebensjahr 3 Impfdosen und mit 7 Jahren eine Auffrischimpfung erhalten. Es hatte eine infizierte Dellwarze. Die Krankheit äußerte sich in Kiefer-, Gesichts- und Nackenmuskelkrämpfen. Innerhalb von fünf Tagen klangen die Symptome wieder ab. Ein 12-Jähriges hat 3 Dosen im 1. Lebensjahr und eine Auffrischung mit 10 Jahren erhalten. Am Strand verletzte es sich mit einem Glassplitter in der Ferse mit anschließender Entzündung und Fieber. Die Wunde wurde chirurgisch versorgt und Penicillin gegeben. Eine Woche später traten Kiefer-, Nacken- und Armkrämpfe auf. Unter einwöchiger Therapie schwanden die Symptome. Alle drei Kinder wurden natürlich mit Immunglobulin und Antibiotika behandelt.[8]

Unter den in den USA von 1995 bis 1997 gemeldeten 124 Patienten mit Tetanus hatten 87% keine primäre Impfserie erhalten. Unter den Patienten, die 3 oder mehr Dosen Tetanustoxoid erhalten hatten, gab es keine Todesfälle.[3] Dass schwere Tetanus-Erkrankungen auch bei einem guten oder überhöhten Antikörpertiter auftreten können, sind wohl ganz seltene Ausnahmen unter besonderen Umständen.[9]

ganz seltene Ausnahmen

Die Beispiele zeigen, dass es – sehr selten – auch bei vollständig Geimpften zu Tetanus kommen kann, selbst bei einer Auffrischungsimpfung 2 Jahre vorher.

Die Ansicht, dass bei nur ein- oder zweimal Tetanusgeimpften später niemals ein Wundstarrkrampf oder Tetanustodesfall bekannt geworden sei, entbehrt der Grundlage.[3]

drei oder mehr Impfungen

Zusammengefasst kann man sagen: Mit drei und mehr Tetanustoxoid-Impfungen entsteht ein guter Schutz gegen tödliche Tetanusverläufe, ein absoluter Schutz vor Tetanus-Erkrankung darf auch mit mehr Impfungen nicht erwartet werden. Nach einer fünften Tetanus-Impfung sind m.E. *ohne Anlass* einer Verletzung Auffrischungsimpfungen erst im höheren Alter über 60 Jahren angezeigt.

Dass bei einer so gefährlichen Erkrankung wie Tetanus mit ihrer u.U. sehr kurzen Inkubationszeit eine öffentliche Impfempfehlung sehr «zuvorkommend» erfolgen muss, liegt auf der Hand. Andererseits ist auch deutlich, dass in Ländern mit höherem Hygienestandard und minimalem Tetanusrisiko im ersten Lebensjahr die Impfung auch ins zweite Lebensjahr verschoben werden kann.

Vorbeugung vermeidet Immunglobulingabe

Eine ausreichende vorbeugende Impfung vermeidet auch die Gabe von Immunglobulinen im Verletzungsfall (vgl. S. 28, Passiv-Immunisierung).

2. Diphtherie

Die Krankheit

Bei der Diphtherie handelt es sich um eine Rachen- und/oder Mandel-, Nasen-, Stimmlippenentzündung, die lebensbedrohlich werden kann.

Mögliche Symptome der lokalen Diphtherie

Schluckbeschwerden, Rachenentzündung, wenig Fieber, weißgraue Beläge auf den Mandeln, übergreifend auf den weichen Gaumen, faulig-süßlicher Mundgeruch, Schnupfen mit Blutbeimengungen, der gefährliche *diphtherische Kehlkopf-Krupp* (entzündliche Schwellung und evtl. Beläge im Stimmbandbereich): Heiserkeit bis Stimmlosigkeit, bellender Husten, Luftnot, Unruhe, Angst. (Nicht zu verwechseln mit dem häufigen virusbedingten sog. Pseudo-Krupp.)
Auch alle anderen Schleimhäute können alleine betroffen sein.
Keines der genannten Zeichen ist regelmäßig zu erwarten.

Mögliche Symptome der übergreifenden toxischen Diphtherie

Ödematöse Schwellungen im Mund, Rachen und am Hals, ausgedehnte Schleimhautbeläge, Herz- und/oder Nierenversagen, Gaumensegel- und andere Lähmungen.

Inkubation, Übertragung, Keimtypen

meist Tröpfcheninfektion

Krankheitszeichen treten nach 2 bis 6 Tagen auf. Das Diphtherie-Bakterium wird hauptsächlich bei engerem Kontakt über Tröpfchen in der Ausatemluft übertragen, selten über Gegenstände. Die zur Krankheit führenden, streng auf den Menschen beschränkten Keime erzeugen ein Gift (Toxin), das auch die lebensbedrohlichen Komplikationen auslöst. Diese Keime werden bei Erkrankten, Genesenden, aber auch nicht erkrankten Dauerträgern gefunden und von ihnen aus weiterverbreitet.

Ob die Dauerträger still gefeit oder ungeschützt sind, ist nicht bekannt. Die Bakterientypen *gravis, intermedium* und *mite* können gleichermaßen Toxin bilden. Daneben gibt es aber von jedem Bakterientyp auch harmlose, nicht Gift bildende Stämme.

Behandlung mit Penicillin

Penicillin ist gegen die Bakterien, nicht gegen das bereits im Blut kreisende oder organgebundene Toxin wirksam. Schon um die Verbreitung der Keime zu hemmen, wird Penicillin in den von Diphtherie betroffenen Familien allen Mitgliedern gegeben.

Immunität

Die Immunität nach einer Diphtherie ist nicht zuverlässig. Neugeborene immuner Mütter haben nur wenige Wochen einen Nestschutz.

Epidemiologie

Früher sprach man bei der Diphtherie vom «Würgengel der Kinder». Die Krankheit kann sporadisch oder epidemisch auftreten. Zu Beginn des 20. Jahrhunderts betrug der Erwachsenenanteil nur 1 bis 2%. Schon vor einem möglichen Einfluss durch die aufkommenden Impfungen erkrankten im Verhältnis immer mehr Erwachsene. Während einer großen mitteleuropäischen Epidemie im Zweiten Weltkrieg stieg unter den Erkrankten der Prozentsatz der Erwachsenen von 12 auf 48%.[1] Diese Epidemie war sehr groß: Allein im Jahr 1943 gab es 1 Million Diphtherie-Erkrankte in Mitteleuropa, von denen 50.000 starben.

Anteil der Erwachsenen steigt

Epidemien

Die Epidemie setzte sich in den 50er Jahren in Polen fort, mit sehr hoher Erkrankungsdichte: jährlich ca. 40.000 Erkrankte und darunter 5 bis 9% Todesfälle (Inzidenz > 100/100.000 WER/WHO Polen).[2] Als Konsequenz ergab sich in Polen ein engmaschiges Impfregime (s. «Wirksamkeit» S. 35).

In den Jahren der Wirtschaftsexpansion zwischen 1960 und 1980 gab es in Europa nur noch kleine Ausbrüche, meist durch Einschleppungen deutscher Urlauber aus Vorder- und Mittelasien. Von zusammen 103 erkrankten Personen bei diesen Gelegenheiten verstarben 23, also fast jeder vierte Patient.[3]

Etwa ab 1987 bahnte sich in den ehemaligen Ostblockländern Russland und Ukraine eine Diphtherie-Epidemie an. Bis 1995 stiegen die jährlichen Erkrankungszahlen auf nahezu 50.000 an. Ab 1996 sanken die Erkrankungszahlen unter dem Einfluss der Impfkampagnen rasch.[4] Insgesamt wurden in der russischen Föderation 145.000 Erkrankungen gezählt und in den Nachfolgestaaten der Sowjetunion mehr als 4.000 Tote zwischen 1990 und 1996.[5]

Etwa 70% der Erkrankten waren über 14 Jahre alt. Die Todesfälle lagen bei weniger als 5%. Eine Sammlung von 2.243 auswertbaren Fallmeldungen aus drei Regionen Russlands ergab 380 schwere Verläufe und 63 Todesfälle. Die Gruppe der lokalisierten Diphtherien wies unter 1.683 Erkrankten 3 Todesfälle auf (0,1%). Von den 45 schwerstgradig toxischen Verläufen waren 21 tödlich. Rechnete man alle milden Verläufe zusammen, so waren von 1.863 Patienten 13 gestorben (0,7%), von den 380 schweren Fällen 50 (13,2%).[5] Eindrücklich ist der Bericht aus einer Kinderklinik, die zuständig für 3,7 Mio. Einwohner in der Region Nichninowgorod ist: Von 1992 bis 1996 wurden 122 Kinder mit Diphtherie aufgenommen, 64 hatten eine Herzentzündung, bei 49 verlief die Diphtherie toxisch und 9 Kinder starben. Im Einzugsgebiet der Klinik erkrankten 1995 über 2.200 Personen, darunter 650 Kinder, und innerhalb von 3 Jahren starben 85 Erwachsene und 20 Kinder an Diphtherie.[6]

Die Impfung

Aktive Immunisierung mit dem Toxoid-Adsorbat-Impfstoff für Kinder (D) (Erklärung s. S. 16 und 90).

Grundimmunisierung

Laut Hersteller gilt als Grundimmunisierung mit dem Einzelimpfstoff oder in Kombination mit Tetanus-Impfstoff für Kinder:

Ab Beginn des 3. Lebensmonats 2 Impfungen im Abstand von 4 bis 6 Wochen und eine 3. Impfung im Abstand von 6 bis 12 Monaten (bevorzugt im 2. Lebensjahr). Die Spritzen werden intramuskulär gegeben.

Ab dem 6. Lebensjahr ist der Erwachsenenimpfstoff zu verwenden (s. unten).

Auffrischung

Auffrischimpfungen sollen den Empfehlungen der STIKO folgen.

Die STIKO empfiehlt im Säuglingsalter durchweg Kombinationsimpfungen mit 6 Impfstoffen (s. Impfkalender S. 98). Vorgesehen sind 3 Impfungen in 4- bis 6-wöchigem Abstand und eine 4. mit 11 bis 14 vollendeten Monaten. Weitere Diphtherie-Auffrischungsimpfungen werden immer in einer Art «Trittbrett-Kombination» mit der Tetanus-Impfung empfohlen (Td-Impfstoff), um die allgemein niedrige Diphtherie-Immunität «beiläufig» zu verbessern:

a) bei jeder versorgungspflichtigen Verletzung mit Mindestabständen von je 5 Jahren,
b) als Auffrischimpfungen mit vollendeten 4 bis 5 und 9 bis 17 Jahren (mit Erwachsenenimpfstoff und Mindestabständen von 5 Jahren zu vorangehenden DT- oder Td-Impfungen) und
c) als Auffrischimpfungen im Erwachsenenalter alle 10 Jahre.

Impfstoff für Kinder

Der Impfstoff für Kinder enthält «mindestens 30 I.E.» Diphtherie-Toxoid adsorbiert (Kurzbezeichnung D), wahrscheinlich aber 75 I.E. im Einzelimpfstoff, da er in dieser Dosierung vom Hersteller in Deutschland eingeführt wurde.[3]

Erwachsenenimpfstoff

geringere Dosis

Vom Beginn des 6. Lebensjahres an wird nicht der Kinder-, sondern der sogenannte Erwachsenenimpfstoff (Kurzbezeichnung «d») verwendet, der nur mindestens 2 I.E. enthält (wahrscheinlich aber 5 I.E., s. oben). Grund für diese Dosisverminderung war die Erfahrung, dass etwa vom 7. Lebensjahr an mit den hohen Dosen des Kinderimpfstoffes vermehrt lokale und allgemeine Reaktionen auftraten, die nicht tolerierbar waren. Nach einer Grundimmunisierung genügen, einmal gegeben, die 5 Einheiten im Allgemeinen, um wieder einen «ausreichenden Schutztiter» zu erhalten. Bei bisher nicht oder unvollständig Geimpften soll altersentsprechend mit D oder d geimpft werden, bis die Grundimmunisierung vollständig ist; bei ausreichendem Tetanusschutz ohne Tetanustoxoid.

Weiteres über Kombinationen s. S. 27, 97f., 99ff.

Passive Immunisierung mit Diphtherie-Antitoxin

nicht mehr ausgeliefert

Im 20. Jahrhundert galt es als Kunstfehler, bei einem Diphtherieverdacht nicht gleich Diphtherieserum (vom Pferd) bzw. das gereinigte Diphtherie-Antitoxin zu spritzen. Seit Mai 2000 wird von Chiron Behring, dem einzigen Hersteller des in der Bundesrepublik zugelassenen Präparates, das Diphtherie-Antitoxin nicht mehr ausgeliefert, da kein geeignetes Ausgangsmaterial aus dem Ausland mehr zur Verfügung stehe.[7]

Auf eigene Anfrage wurde mitgeteilt, dass es keine Nachfrage mehr nach Diphtherie-Antitoxin gab. In der Schweiz gebe es bei Firma Berna noch ein Antitoxin, angeblich aus Kroatien. Im Ernstfall ist die Beschaffung dieses Präparates außerhalb der Schweiz nicht zeitgerecht möglich und im Falle einer Epidemie aus Gründen der dann erforderlichen Mengen nicht realistisch.

Zur Wirksamkeit der aktiven Diphtherie-Impfung

Immunitätslücken

Den erweiterten Impfempfehlungen liegt die Erfahrung zugrunde, dass große Immunitätslücken seit etwa 1960 nach dem «Verschwinden der Diphtherie» bei denen erkannt wurden, die nicht geimpft waren oder nur die Grundimmunisierung erhalten hatten. Selbst fünfmal Geimpfte konnten 12 bis 16 Jahre nach der letzten Impfung erkranken.

Beispiele

Ein Beispiel nach einem Bericht des nationalen Hygiene-Institutes Warschau: Nach Einschleppung aus dem Osten erkrankt 1992 ein 22-jähriger Mann, der als Kind bis zum Alter von 6 Jahren fünfmal geimpft war, schwer an Diphtherie mit Herzbeteiligung. 1993 erkrankten 4 Männer, drei davon 26-jährig, die zuletzt mit 14 Jahren ihre 6. Diphtherie-Impfung erhalten hatten, und ein 22-jähriger, der die 6. Impfung mit 8 Jahren erhalten hatte.[2]

In der osteuropäischen Epidemie fand sich zwischen 1994 und 1996 – in der schon zitierten Erhebung über 2.243 auswertbare Fälle aus drei russischen Regionen – unter den 5- bis 9-Jährigen die höchste Erkrankungsdichte (Neuerkrankungsrate = Inzidenz) an Diphtherie und unter den 40- bis 49-jährigen Erwachsenen fand sich die höchste Rate der Erwachsenendiphtherie mit ihren schweren Verläufen. Erkrankungen: 5- bis 9-Jährige: 106 Fälle pro 100.000; 40- bis 49-Jährige: 88 Fälle pro 100.000; 50- bis 59-Jährige ca. 14, über 60-Jährige ca. 3 Fälle pro 100.000. Die geringe Erkrankungsdichte der Alten wird erklärt mit der natürlichen Immunität aus den Zeiten früherer Diphtherie-Epidemien. Unter 8 Todesfällen der 97 erkrankten 5- bis 9-Jährigen hatten alle weniger als 3 Diphtherie-Impfungen erhalten; in der Gegenprobe der die Krankheit Überlebenden hatten nur 12%, d.h. ein Achtel in dieser Altersgruppe weniger als 3 Diphtherie-Impfungen erhalten. Für die 1- bis 5-Jährigen wurde die Wirksamkeit der Grundimmunisierung mit 86 bis 96% errechnet, bei einer Durchimpfung der Kinder von geschätzt 94 bis 98%. Zugrunde lagen 97 Fälle von Diphtherie in dieser Altersgruppe, davon 15 ohne Impfung, 7 mit einer Impfung, einer mit 2 Impfungen, 38 mit 3 Impfungen und 42 mit 4 Impfungen.[8] Die Ergebnisse sprechen zwar für eine Wirksamkeit der Impfungen, aber eine geringere und kürzere als erhofft.

Rückgang der Erkrankungen

Zweifellos hat die Massenimpfung im Osten die Diphtherie-Epidemie 1996 abgebremst.[4] Ein Rückgang um mehr als die Hälfte der Erkrankungen in einem Halbjahr im Verhältnis zu zwei- bis dreifachen Anstiegen in Jahren davor ist nicht als natürliches Ende einer Diphtherie-Epidemie zu erklären.

mögliche Voraussetzungen

Aus der osteuropäischen Epidemie ist zu lernen, dass solche Ereignisse nur mit erheblich höherer Frequenz der Diphtherie-Impfungen gestoppt oder verhindert werden können. Allerdings sind Krieg, wirtschaftliche Krisen und Verarmung mit stark wandernden und wohnungslosen Bevölkerungsteilen (Migration) offenbar Voraussetzungen für große Diphtherie-Epidemien.[1] Denn in Deutschland war die Diphtherie-Empfänglichkeit bei den Erwachsenen, gemessen an den vorhandenen Antikörpern, nicht geringer gewesen als in Russland und in der Ukraine, und für Einschleppungen ergaben sich genügend Gelegenheiten. Dennoch haben sich die Diphtherie-Erkrankungszahlen in Deutschland nicht erhöht (3 bis 6 Fälle pro Jahr). Wahrscheinlich ist dies keine «Herdenimmunität», sondern ein Wohlstandsvorteil.

Wohlstands-regionen

Von der Diphtherie-Impfung darf man erwarten, dass sie bei öfterer Wiederholung mit großer Wahrscheinlichkeit vor einer tödlich verlaufenden Diphtherie schützt. In den Wohlstandsregionen der gemäßigten Zone ist sie, abgesehen von seltenen Ausnahmen, eher eine Vorsorgemaßnahme für schlechte Zeiten.

3. Keuchhusten (Pertussis)

Die Krankheit

Kurze, schwere, bevorzugt nächtliche Hustenanfälle über mehrere Wochen sind das Charakteristische des Keuchhustens.

Symptome

Typischer Verlauf: Der Keuchhusten beginnt wie ein Infekt der oberen Luftwege mit Schnupfen, Husten und anfangs vielleicht etwas Fieber bis 38,5 °C. Nach einer Woche konzentriert sich der Husten auf eine halbe Minute lange anfallsartige Husten-Attacken in Abständen von etwa einer bis mehreren Stunden vorwiegend nachts. Der Schnupfen verschwindet meist. Der ausgeprägte Hustenanfall hat einen harten Stakkatoklang, führt zu einer krampfartigen Ausatmung und einer nur mit Mühe möglichen juchzenden Einatmung, «*Stridor*» genannt. Dabei laufen die Kinder oft blau an. Nach 1 bis 3 Wiederholungen wird vom Kind zuletzt glasiger Schleim ausgehustet (oder geschluckt) und oft erbricht es dabei.

ausgeprägte Hustenanfälle

Tagsüber wirken die Kinder fast gesund und bedürfen in der Regel auch nicht der Bettruhe, aber frischer, nicht trockener Luft. Die Husten-Attacken klingen in der Regel nach *3 bis 6 Wochen* langsam ab, bei einigen (etwa einem Sechstel der erkrankten Kinder) auch schon früher.[1]

Typische Abweichungen

kein Nestschutz

1. Einen Nestschutz von der Mutter gibt es nicht! Säuglinge in den ersten 6 Wochen (selten bis 3 Monate, auch voll gestillte!) haben statt des Hustens oft nur *Atemstillstände* mit Blauwerden und evtl. Krampfanfälle, ohne zu husten. Hier besteht Gefahr für Leben und gesunde Entwicklung, sodass eine Spezialüberwachung in einer Kinderklinik – und dort Anwesenheit und Beistand eines Elternteiles! – dringend geboten sind. Von 1993 bis 96 wurden in deutschen Kinderkliniken 216 Kinder stationär aufgenommen, davon im ersten Lebenshalbjahr 51 %, im ersten Lebensjahr 57 %. Fünf Kinder starben, drei davon waren davor gesund.[2]

Jugendliche und Erwachsene

2. Jugendliche und Erwachsene erkranken oft leichter und unerkannt; meist fällt nur der mehrere Wochen anhaltende lästige Husten auf. Im hohen Alter gibt es schwerere Verläufe.

Komplikationen

Lungenentzündungen sind nicht selten. Bei jungen Säuglingen kann das Gehirn beteiligt sein (Enzephalopathie) mit der Möglichkeit bleibender Hirnschäden oder auch eines tödlichen Verlaufs.

Übertragung, Inkubationszeit, Keime, Immunität

Tröpfcheninfektion

Die *Übertragung* geschieht durch Tröpfchen in der ausgeatmeten Luft besonders beim Husten aus einer Distanz von höchstens 2 Metern (die Keime sind in der Luft sehr empfindlich). Die Empfänglichkeit für Keuchhusten ist nach der Geburt am höchsten. Mit zunehmendem Alter wird die stille Feiung häufiger.

Ansteckungsfähigkeit

Die *Inkubationszeit* beträgt 7 bis 14 (selten bis 20) Tage. Die Ansteckungsfähigkeit beginnt kurz vor dem Schnupfen und dauert etwa 4 Wochen.

Die *Erreger* sind Bakterien (Bordetella pertussis oder parapertussis), die nur die Schleimhaut der Luftwege befallen und nur beim Menschen vorkommen. Anders als bei Tetanus und Diphtherie sind statt eines toxischen Hauptantigens beim Keuchhusten mindestens vier Antigene an der Krankheitsentstehung beteiligt.

Immunität

Die *Immunität* nach klassischem Keuchhusten war bei gelegentlicher Auffrischung durch Kontakt mit Kindern, die Keuchhusten durchmachten, meist gut. Zweiterkrankungen können auch durch den genannten anderen Keim verursacht sein.

Abweichend vom Thema dieses Buches geben wir hier Ratschläge für das erste Lebenshalbjahr, weil auch bei Impfwilligkeit ein Impfschutz in dieser Zeit noch nicht aufgebaut ist.

Empfehlung zur Vorbeugung des Keuchhustens im Säuglingsalter

Unabhängig von der Impfentscheidung ist für Neugeborene und Säuglinge das Folgende zu beachten:

Aufklärung

- Sorgfältige Aufklärung der Eltern über die Infektionswege von Keuchhusten und anderen ansteckenden Krankheiten durch Ärzte, Hebammen oder Kinderschwestern schon vor oder nach der Entbindung.

Isolierung

- Schnupfende oder hustende Kinder und Erwachsene sowie Angehörige aus Familien mit Keuchhustenverdacht dürfen sich nicht im selben Zimmer aufhalten. Die Eltern und die Pflegenden sollen in diesen Fällen einen Mundschutz tragen. Allerdings ist der Keuchhusten-Infizierte schon kurz vor den ersten Symptomen ansteckend. *Besteht in der Umgebung konkreter Keuchhustenverdacht,*

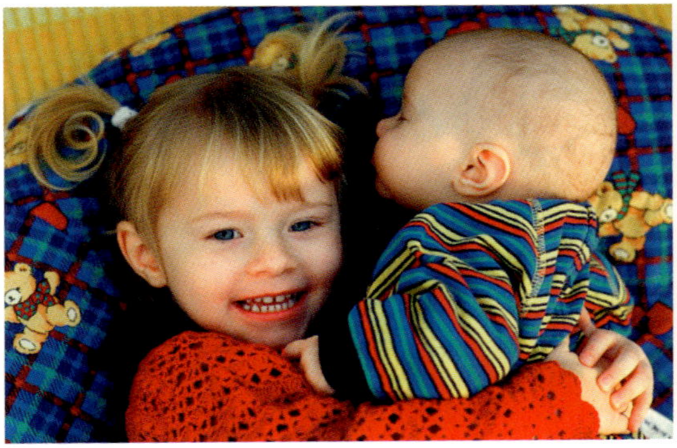

Mit dem Nesthäkchen zu schmusen macht auch den Kindern oft Spaß. Kündigt sich aber ein Schnupfen oder Husten an, sollten sie getrennt bleiben.

wird mit dem Arzt gesprochen, ob Isolierungen, eine antibiotische Behandlung und/oder eine Auffrischungsimpfung bei Kontaktpersonen angezeigt sind.

- Bei besonders gefährdeten Neugeborenen mit Herz- oder Lungenerkrankungen sind vorsorgliche Auffrischimpfungen der Pflegepersonen bzw. der Mitglieder einer Wohngemeinschaft sinnvoll. *vorsorgliche Auffrischung*
- Kommt es trotz aller Vorsichtsmaßnahmen zu einem Keuchhustenverdacht oder -nachweis beim jungen Säugling, so ist die stationäre Aufnahme zusammen mit der Mutter in einer Kinderklinik angezeigt. *stationäre Aufnahme*

Zur Behandlung

Antibiotika

In der ersten Phase der Ansteckung eingesetzte Antibiotika können den Keuchhusten verhindern oder seinen Verlauf erleichtern. Später eingesetzt beenden sie die Ansteckungsfähigkeit des Kranken nach 5 bis 14 Tagen, ohne den Husten wesentlich zu erleichtern oder Lungenentzündungen zu verhindern (Auslesewachstum anderer unempfindlicher Keime).[3] Die Immunisierung ist wahrscheinlich schwächer und dadurch die Neigung zu späteren Wiedererkrankungen größer. Medikamentöse Hustendämpfer und Beruhigungsmittel erhöhen die Komplikationsgefahr. Ziel der Behandlung ist es, das Abhusten zu kräftigen und Komplikationen zu verhüten. Dafür sind bei entsprechender Erfahrung auch naturheilkundliche, homöopathische oder

Hustendämpfer und Beruhigungsmittel

anthroposophische Maßnahmen gut geeignet. (Weiteres zum Umgang mit Keuchhusten.[4,5-7]) Am wichtigsten ist beruhigender Beistand im Hustenanfall und im Säuglingsalter die sorgfältige Überwachung in einer Kinderklinik unter Mitaufnahme der Mutter.

Die Impfung

azelluläre Impfstoffe

Heute werden in Mitteleuropa nur noch die azellulären Impfstoffe verwendet (abgekürzt aP oder ap) in Kombination mit zwei bis fünf anderen Impffaktoren. Der Ganzkeim-Impfstoff (P oder Pw = whole Pert.) war mit zu vielen Nebenwirkungen belastet. Allerdings werden in den Fachinformationen der azellulären Impfstoffe die Nebenwirkungen des Ganzkeim-Impfstoffes großenteils noch fortgeschrieben. Besonders bei den wirkungsstärkeren, drei und vier Antigene bzw. «Keimgifte» enthaltenden finden sich noch sehr häufig «ungewöhnliches Schreien» und häufig «hypoton-responsive Episoden» (Mattigkeit und Schläfrigkeit bzw. Kollapstendenz) neben vielen anderen Reaktionen (nach den Fachinformationen der Hersteller).

öffentliche Empfehlung

Die öffentliche Impfempfehlung lautet auf 4 Kombinationsimpfungen (s. S. 98), die erste zu Beginn des 3. Lebensmonats, die 2. und 3. im Abstand von je 4 bis 6 Wochen. Deutlich bessere Antikörperbildungen würden mit dem Schema 3, 5 und 9 Monate erreicht.[8] Weil aber nicht so empfohlen, soll noch eine 4. Impfung im Alter von 11 bis 14 Monaten erfolgen. Hinzu kommen noch Auffrischungsimpfungen im Alter von 5 bis 6 und 9 bis 17 Jahren.

Einen Keuchhusten-Impfstoff allein gibt es nicht mehr im Handel.

erweitertes Impfprogramm

Ein auf Erwachsene erweitertes Keuchhustenimpfprogramm wird nach unserer Einschätzung den Erreger nicht ausrotten, sondern unterschwellig im Erwachsenenbereich erhalten. Dafür spricht, dass schon unter den mit Ganzkeimen geimpften Kindern etliche mit 5 Jahren bereits einen Keuchhusten durchmachten.[9] Außerdem gibt es Belege von Keuchhustenausbrüchen in hochimmunisierten Bevölkerungen.[10–13] Auch bakteriologische Untersuchungen bei hustenden Erwachsenen bestätigen die Ansteckungswege.[13–15] Deshalb haben die Aufklärung und Aufmerksamkeit der Bevölkerung und die Isolierung der Säuglinge vor Umgebungsinfekten eine so große Bedeutung (s. auch S. 171).

Bedenkenswertes

Die durch Keuchhusten wirklich gefährdeten Neugeborenen und jungen Säuglinge können von der Impfung direkt nicht profitieren: Ihr eigener Impfschutz war schon mit dem alten Impfstoff erst nach der dritten Impfung ausreichend,[16] also ungefähr mit einem halben Jahr, wenn die Säuglinge schon gut husten können. Im Kleinkindalter ist der Keuchhusten dann bei sonst normal entwickelten Kindern keine gefährliche, wohl aber eindrückliche und für Kind und Eltern anstrengende Krankheit. Er ist nach unserer Erfahrung in der Regel ohne Antibiotika behandelbar und erzeugt wahrscheinlich eine bessere Immunität als vier oder fünf Impfungen.

Impfschutz erst nach der 3. Impfung

In den alten Ländern der Bundesrepublik gab es in den Jahren nach Aufhebung der Keuchhusten-Impfempfehlung eine praktisch unbehinderte Zirkulation des Keuchhustens unter den Ungeimpften. Wie viele Säuglinge in dieser Zeit durch Keuchhusten eine Schädigung erlitten, ist schwer abschätzbar. Die gemeldeten Todesfälle lagen pro Jahr um 10 (einmal bei 20), stiegen aber während des ganzen Zeitraums nicht an. Sicher sind auch nicht alle gemeldet oder erkannt worden. Gelegentlich fanden sich Keuchhusten-Erreger bei verstorbenen Säuglingen, deren Tod als *plötzlicher Kindstod* notiert war. Die Häufigkeit dieser Todesart folgte in dem zeitweise nicht durchgeimpften Land Schweden den Häufigkeiten der gemeldeten Keuchhustenfälle über das Jahr, während sie in einem durchgeimpften Land wie Norwegen nur während einer Keuchhusten-Epidemie anstieg.[17] Dennoch deutet die im Verhältnis zu den Jahren 1930 bis 1940 niedrige Zahl darauf hin, dass die Sterblichkeit an Keuchhusten im Säuglingsalter aufgrund von verbesserten Sozial- und Ernährungsbedingungen, verbesserten Therapien und Überwachungsmöglichkeiten im Krankenhaus und schließlich des Weglassens von hustendämpfenden Medikamenten oder Schlafmitteln sank.

Sterblichkeit im Säuglingsalter

Noch 1930 wurden in Lehrbüchern der Kinderheilkunde zur Therapie des Säuglingskeuchhustens Brom- und atmungsdämpfende Präparate wie Phenobarbital und in schweren Fällen sogar Opiate empfohlen.[18] Heute gilt als Lehrmeinung, dass hustenstillende und schleimlösende Präparate nicht helfen.[19] Und zu Beginn der 60er Jahre wurden in Kinderkliniken die Säuglinge mit Keuchhusten noch mit bis zu 6 Kindern pro Zimmer isoliert, von ihren Angehörigen streng getrennt, d.h.

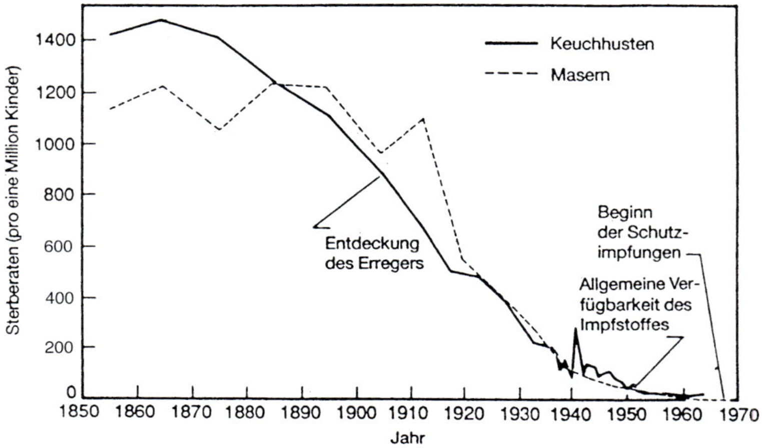

Keuchhusten und Masern: Sterberaten der Kinder unter 15 Jahren in England und Wales nach Sagan.[20]

sie waren zusätzlichen Ansteckungen untereinander ausgesetzt und den ihnen vertrauten Menschen entzogen. So war es eigentlich verständlich, dass Todesfälle noch häufiger waren. Die Statistik der Keuchhustentodesfälle in England und Wales weist überzeugend auf den geringen Einfluss der Keuchhusten-Impfung hin (s. Abb. oben).[20]

Frühgeborene In *Spezialabteilungen für Frühgeborene* wird nach den Empfehlungen der STIKO vielerorts die erste Kombinationsimpfung schon beim neun Wochen alten Kind durchgeführt, zum Teil also mit Gewichten noch weit unter dem normalen Geburtsgewicht.

Die Dosis des Impfstoffs einschließlich der Zusatzstoffe pro Kilogramm Körpergewicht des Kindes erreicht dabei das Zwei- bis Dreifache gegenüber einem 3 Monate alten ausgetragenen Säugling.

4. Haemophilus-influenzae-Typ-b-Erkrankungen

Die Krankheiten

Haemophilus influenzae Typ b (*Hib*) ist ein Eitererreger, der im Kindesalter z.B. bei Mittelohrentzündungen häufig vorkommt. Bedrohlich erscheint er als einer der bis zur Impfeinführung häufigsten Erreger bei eitrigen Hirnhautentzündungen (Meningitis purulenta) und fast ausschließlich als Erreger der akuten Kehldeckelentzündung (Epiglottitis).

Symptome dieser beiden schweren Erkrankungen

Hirnhautentzündung

Eine eitrige *Hirnhautentzündung* wird diagnostiziert, wenn bei hohem Fieber, Nackensteife, Kopf- und Rückenschmerzen, Erbrechen, evtl. Krämpfen und Bewusstseinsstörungen – beim Säugling neben Fieber Berührungsempfindlichkeit, Schlafbedürfnis und einer gespannten Fontanelle – eine Lumbalpunktion (Entnahme von Rückenmarkswasser) angezeigt ist und einen eitrigen Befund ergibt. Eitrige Hirnhautentzündungen können auch heute noch häufig* zum Tode oder sehr häufig zu bleibenden Behinderungen führen.

akute Kehldeckelentzündung

Die *akute Kehldeckelentzündung* (nicht zu verwechseln mit dem viel häufigeren Pseudo-Krupp, s. S. 31) entsteht innerhalb weniger Viertelstunden mit Fieber und Halsweh, verbunden mit Luftnot, schnarch-ähnlichen Geräuschen, Stimmlosigkeit und Speichelfluss. Rascher Transport möglichst im Notarztwagen in die nächste Kinderklinik ist die wichtigste Maßnahme, damit die Krankheit nicht tödlich verläuft.

Ein banaler Infekt geht diesen Krankheiten oft voraus.

Weiter kommt der Keim vor bei Knochenmarksentzündungen (Osteomyelitis), eitriger «Blutvergiftung» (Sepsis), eitriger Rippfellentzündung (Pleuraempyem), nicht selten bei Lungenentzündungen, Mittelohr- oder Nebenhöhlenentzündungen (Otitis media und Sinusitis) u.a.

* Die in diesem Buch verwendeten Häufigkeitsangaben entsprechen denen der Nebenwirkungen auf S. 95.

Die Erregergruppe

verschiedene Typen

Hib ist der weitaus am häufigsten gefundene Krankheitserreger unter den bekapselten Haemophilus-Keimen. Außer Typ b gibt es noch a, c, d, e und f sowie unbekapselte Haemophilus-influenzae-Keime. Diese anderen Keime finden sich eher bei leichteren und lokalisierten Erkrankungen und machten vor der Impfeinführung nur etwa 5% der schweren systemischen (d.h. nicht nur lokalen) Krankheitsbilder aus.

Epidemiologie

Nestschutz

Im Säuglingsalter gibt es meist einen Nestschutz von einigen Monaten für Hib-bedingte Krankheiten. Nach dem 5. Lebensjahr wurden die systemischen Formen ebenfalls selten, weil mit einer natürlichen, vorwiegend stummen oder unerkannten Durchseuchung gerechnet werden durfte. Gestillte Säuglinge erkrankten seltener.[1,2] (Krankheitshäufigkeit vor und nach Einführung der Impfung s. unten.)

Keime auch bei Gesunden

Hib-Keime finden sich nicht selten bei Gesunden in der Nasen-Rachen-Flora. Entsprechend häufig gibt es Übertragungsmöglichkeiten, ohne dass hierdurch ein besonderes Krankheitsrisiko entsteht. Infektionsketten sind nicht bekannt, deshalb ist eine Inkubationszeit nicht bestimmbar. Allerdings fand man innerhalb von vier Wochen, nachdem eine solche Krankheit aufgetreten war, bei Haushaltskontakten ein fast sechshundertmal höheres Risiko für eine Hib-Meningitis als in der Allgemeinbevölkerung. Daraus wird eine vorsorgliche Antibiotikabehandlung in der Wohngemeinschaft abgeleitet.[3]

Die Impfung

Impfstoffe

Das Antigen oder der Wirkstoff dieser Impfung ist die Kapselsubstanz des Hib-Keimes, ein hochmolekularer Zucker (Polysaccharid PRP), der künstlich an ein antigenes Eiweiß (Protein) gekoppelt werden muss, damit Säuglinge überhaupt Antikörper gegen Hib bilden können (sog. Konjugat-Impfstoffe).

Impfempfehlungen

Grundimmunisierung

Nach der *Herstellerangabe* besteht die Grundimmunisierung eigentlich aus 2 Injektionen ab dem 3. Lebensmonat im Abstand von 2 Monaten (bis zum 14. Lebensmonat gültig). Da es aber in Deutschland keinen Hib-Einzelimpfstoff mehr gibt, ist eine individuelle Entscheidung erschwert. Über die internationale Apotheke kann der Einzelimpfstoff aus Frankreich bezogen werden (Hib-Titer oder Hiberix). Die Krankenkassen tragen die Kosten nicht (Kosten pro Impfdosis ca. 36 Euro). Eine einmalige Auffrischung wird nur empfohlen, wenn die 2. Injektion noch im 1. Lebensjahr erfolgte. Ab dem 15. Lebensmonat reicht bei bisher Ungeimpften eine einzige Injektion. Das wesentliche Risiko einer Erkrankung vor diesem Zeitpunkt ist damit natürlich nicht abgedeckt.

Auffrischung

Die Keuchhusten-Antigene in den Mehrfach-Impfstoffen schwächen die Bildung der Hib-Antikörper, sodass kurzerhand eine Impfung mehr empfohlen wurde (s. Kasten auf S. 98).

Zur Wirksamkeit

Die Impfung kann nicht vor Hirnhautentzündungen durch andere Bakterien und vor den Krankheiten der selteneren anderen Hib-Typen – mit oder ohne Kapseln – schützen.

Sie schützt auch nicht vor den zahlenmäßig im Vordergrund stehenden *nicht invasiven* Krankheiten bei Beteiligung von Hib (z.B. Mittelohrentzündung).[4]

Seit Einführung der konjugierten Impfstoffe sind die genannten systemischen Hib-Erkrankungen stark zurückgegangen. In den Ländern mit verbreiteter Anwendung haben auch die Ungeimpften davon profitiert, was auf eine abnehmende Keimzirkulation deutet (sog. Herdenimmunität, engl: herdimmunity). Dies kann auch bedeuten, dass später einmal Auffrischungsimpfungen notwendig werden.[5]

abnehmende Keimzirkulation

Der Rückgang in Zahlen: In England und Wales wurden vor Einführung der Hib-Impfung 31 invasive Hib-Erkrankungen unter 100.000 Kindern bis zum Alter von 5 Jahren innerhalb eines Jahres angegeben. 1993 waren es nur noch 2 auf 100.000 (sog. Inzidenz). Das Risiko, an Hib schwer zu erkranken, verminderte sich also von 1:3.200 auf 1:50.000 pro Jahr; also für das einzelne Kind bis zum Alter von 5 Jahren von etwa 1:600 auf 1:10.000.[6]

Diskussion über Langzeitschäden

Diabetes mellitus

In vielen Ländern wird in den letzten Jahrzehnten eine Zunahme des kindlichen Diabetes mellitus (Zuckerkrankheit) festgestellt. Es entstand aufgrund einer Veröffentlichung in den USA eine heftige Diskussion über die Möglichkeit eines Zusammenhanges mit der Hib-Impfung.[7,8,9] Führende deutsche Infektiologen halten den Verdacht für nicht stichhaltig.[10] Eine neue Studie weist aber bei gegen Hib geimpften Kindern im Alter von einem Jahr auf eine Häufung und Steigerung von Diabetes-Typ-1-spezifischen Autoantikörpern hin.[11] Es stellt sich die Frage, ob im Falle eines Diabetes bei einem Hib-geimpften Kind die vorangehende Aufklärung als vollständig anerkannt wird, wenn diese Diskussion ärztlicherseits nicht erwähnt wurde.

5. Pneumokokken-bedingte Erkrankungen

90 Typen

Die Erregergruppe der Pneumokokken (Streptococcus pneumoniae) besteht aus über 90 Typen eigener Antigenität. Pneumokokken gehören zur normalen Bakterienflora der oberen Luftwege. Sie können aber führend gefunden werden bei Entzündungen der Lunge (Pneumonien), der Bronchien, der Nebenhöhlen und des Mittelohres. Bei eitrigen Hirnhautentzündungen und septischen Erkrankungen im Kindesalter sind sie neben den Meningokokken nach Eindämmung der Hib-Erkrankungen die jetzt am häufigsten gefundenen Erreger. Oft geht diesen Krankheiten ein banaler Infekt voraus.

Die Impfungen

Zwei-Drittel-Wirksamkeit

Seit August 2006 empfiehlt die STIKO den mit 7 Pneumokokken-Typ-Valenzen bestückten Konjugat-Impfstoff allgemein für Säuglinge als Standard-Impfung zeitgleich zur Fünffach- oder Sechsfach-Impfung. In den USA und Kanada gilt diese Impfung als hochwirksam. In Deutschland kann nach Schätzungen und Erhebungen mit einer Zwei-Drittel-Wirksamkeit für alle invasiven (sich über das Blut verbreitenden) Pneumokokken-Erkrankungen gerechnet werden. Geschätzt werden bei Kindern unter 5 Jahren jährlich etwa 970 Betroffene, von denen etwa 680 durch die Serotypen des Impfstoffes abgedeckt wären. Bei guter Aufnahme der Impfung kann wie in den USA auch mit einem «Herdeneffekt» gerechnet werden, d.h. die Zirkulation der Keime nimmt insgesamt ab und hat auch für ältere Jahrgänge den Vorteil seltener Ansteckungen.[1] Ein anderer «Polysaccharid»-Impfstoff ist seit dem Jahr 2000 für alle Menschen ab 60 Jahren empfohlen. Er enthält 23 Typ-Valenzen. Die Vorstellung langsam abfallender Immunität im Alter gibt die Begründung. Die Impfung soll alle 6 Jahre aufgefrischt werden. Die klinische Wirksamkeit dieses Impfstoffes wird kontrovers beurteilt und Studien ergaben widersprüchliche Ergebnisse.[2] In den Fachinformationen der Hersteller dieses zweiten Impfstoffes werden außer häufigem Fieber als Nebenwirkungen etliche andere ohne Häufigkeitsangaben aufgeführt. Auch die Liste der pharmakodynamischen Eigenschaften lässt noch viele Fragen offen.

«Herdeneffekt»

ab 60 Jahren

Ein Begleitproblem

Die Impfempfehlungen zur Vorbeugung schwerer Pneumokokken-Erkrankungen erhalten seit einigen Jahren noch Unterstützung durch eine rasante Zunahme Penicillin- und Cephalosporin-unempfindlicher Pneumokokken-Stämme (sog. Multiresistenz). Sie wird schon in vielen Ländern der Welt beobachtet. Penicillin galt über mehrere Jahrzehnte nach dem Zweiten Weltkrieg unangefochten als sicheres Mittel gegen invasive Erkrankungen mit Pneumokokken. Das Problem entstand, weil es im Laufe einer Generation zur Regel und Gewohnheit wurde, bei jeder bakteriellen Erkrankung und ungeprüft auch bei vielen viralen Infekten Antibiotika zu geben (oder in vielen Ländern sich selbst zu besorgen). Paradebeispiel sind die Mittelohrentzündungen der Kinder, von denen 60 bis 80% viral bedingt sind, oft aber nicht differenziert werden. Und auch die bakteriellen bedürfen meist keiner Antibiose, was schon lange belegt ist[3] und jetzt in einer Leitlinie für Ärzte und Patienten vertreten wird.[4]

resistente Stämme

Auf dieses Problem haben die Pneumokokken-Impfungen kaum Einfluss, helfen kann nur ein vernünftiger Umgang mit Antibiotika.

vernünftiger Umgang mit Antibiotika

Der in Deutschland eingeführte Pneumokokken-Impfstoff wurde in den USA entwickelt und umfasst die dort 7 häufigsten Pneumokokken-

Stämme (von ca. 90 möglichen). Für Deutschland jedoch deckt er nur knapp 40% der häufigsten Pneumokokken-Typen (Serotypen) ab, sodass von einer rechnerischen Wirksamkeit von 40% auszugehen ist.[5]

6. Meningokokken-bedingte Erkrankungen

Meningokokken sind eine dritte Keimgruppe, die hochakut zu Hirnhautentzündung und Sepsis führen kann und auch ansteckend ist(«epidemische Genickstarre»).

Symptome, Verbreitung, Therapie

vorwiegend Säuglinge, Kleinkinder und Jugendliche

Schüttelfrost, schweres Krankheitsgefühl, Nackensteife, Gelenk- und Muskelschmerzen, Hautausschläge und Blutungen in die Haut geben Anlass zu sofortiger Diagnostik und Intensivbehandlung im Krankenhaus. Bei den schwersten Formen kann der Tod in wenigen Stunden eintreten. Betroffen sind vorwiegend Säuglinge und Kleinkinder oder auch Jugendliche. – Im «Meningitis-Gürtel» Afrikas kommen ausgedehnte Epidemien vor. – Kontaktpersonen werden vorsorglich immer antibiotisch mitbehandelt. Die Keime finden sich nur beim Menschen. Angeblich werden sie in Europa durchschnittlich bei 10% der Bevölkerung gefunden ohne Symptome. Nur wenn eine Erkrankung auftritt, ist auch die Umgebung sofort zu behandeln.[1]

Impfempfehlung der STIKO

Eine Dosis Meningokokken-Konjugat-Impfstoff möglichst früh im 2. Lebensjahr, aber nicht gleichzeitig mit anderen Impfungen wegen möglicher Wirksamkeitsminderungen.

Impfstoffe erreichen nur Typ C

Die Empfehlung bedarf einer kritischen Anmerkung: Einen Impfstoff gegen die in Deutschland derzeitig mit 70% überwiegende Erregergruppe B gibt es nicht (es gibt 12 Serogruppen). Die Impfstoffe erreichen nur die Gruppe C, einer von ihnen noch dazu einige seltene Gruppen. Die Begründung der Impfung fußt nur auf vergleichsweise häufigeren septischen Verläufen und Todesfällen beim Serotyp C.[2]

7. Poliomyelitis (spinale Kinderlähmung)

Die Krankheit

Plötzlich auftretende, nicht symmetrische schlaffe Lähmungen im Bereich der Gliedmaßen und des Rumpfes ohne Empfindungsstörungen sind charakteristisch für diese Infektionskrankheit im Kindes- und Erwachsenenalter.

(Poliomyelitis heißt wörtlich: Entzündung des grauen Rückenmarks.)

Symptome

Leichtes Fieber, Schwäche, Hals-, Magen- und Darmbeschwerden sind in den meisten Fällen die einzigen Zeichen einer solchen Virusinfektion.

Bei einigen Betroffenen folgen wenige Tage darauf höheres Fieber, Kopfschmerzen und Nackensteife (Meningismus) und führen zum Verdacht auf eine Hirnhautentzündung, die sich nach Punktion als nicht eitrig herausstellt.

schwerere Verläufe

Einige der so Erkrankten erleiden bleibende muskuläre Lähmungen unvorhersehbarer Lokalisation und Ausdehnung. Bei wenigen von ihnen wird auch die Atemmuskulatur betroffen und u.U. wird eine künstliche Dauerbeatmung erforderlich. Hirnbeteiligungen mit Schluckstörungen, Atem- und Kreislaufversagen sind selten, aber dann oft tödlich.

Inkubation, Übertragung, Erreger

Die Inkubationszeit beträgt im Mittel 7 bis 14 Tage. Die Übertragung erfolgt nur anfangs durch virustragende Tröpfchen bei der Ausatmung, in der Folge meist über die Virusausscheidung im Stuhl, die mehrere Monate anhalten kann.

Die Erreger sind sehr kleine Viren. Von den drei Typen ist Typ I der häufigste.

oft stille Feiung

Die meisten Angesteckten immunisieren sich still, ohne es zu bemerken (90 bis 95%). Der Rest macht den genannten leichten Infekt durch und nur etwa 1% die «größere Krankheit», die dann bei einigen zu den Lähmungen führt. Schätzungen der Lähmungsfälle unter allen Angesteckten lauten zwischen 1% und ca. 1‰.[1,2]

Epidemiologie

eine früher sehr seltene Krankheit

Diese früher sehr seltene Krankheit wurde erst 1860 von einem Arzt als «spinale Kinderlähmung» beschrieben. Epidemien wurden erst im 20. Jahrhundert bekannt. Eine Theorie erklärt dieses gehäufte Auftreten damit, dass mit zunehmender Wasserhygiene eine Früh-Durchseuchung noch in der Zeit des mütterlichen Nestschutzes unmöglich wurde. Dadurch wuchsen über etliche Jahre empfängliche Kinder heran, unter denen sich dann die Viren verbreiten und zu einzelnen Erkrankungen führen konnten.

In der ersten Hälfte des 20. Jahrhunderts betrafen die Epidemien zunächst Europa, Nordamerika, Neuseeland und Australien. In Asien und Afrika verbreitete sich die Poliomyelitis wahrscheinlich erst unter dem Einfluss von Truppenbewegungen im und nach dem Zweiten Weltkrieg.[3] In Europa erregten nach Einführung der Impfungen noch Kleinausbrüche in Holland unter Ungeimpften[4] und zuletzt in Albanien 1996 die Aufmerksamkeit.

Die Impfung

Impfstoffe

In der Mitte des vorigen Jahrhunderts wurden zwei Impfstoffe entwickelt und eingeführt: ein Totimpfstoff zum Spritzen nach Salk (inaktivierter Polio-Virus-Impfstoff = IPV) und ein Lebendimpfstoff nach Sabin zum Einnehmen (oraler Polio-Virus-Impfstoff = OPV), die sog.

Schluckimpfung

Schluckimpfung. Beide enthalten alle drei Polio-Virustypen (I, II, III = trivalent), die auf Affennierenzellen vermehrt werden. Der Totimpfstoff entsteht durch Einwirkung von Formalin. Der Lebendimpfstoff besteht aus abgeschwächten (d.h. attenuierten) Virusstämmen, die durch Mutationen in den Zellkulturen entstanden.

Die Viren des Lebendimpfstoffes vermehren sich zunächst im Darm, werden ausgeschieden und können – meist im gleichen Haushalt – übertragen werden. Wohl häufiger als lange angenommen, aber selten mit Folgen, können die Impfviren rückmutieren in pathogene Formen. Sehr selten gab es deshalb Lähmungen beim Impfling oder einem von ihm angesteckten Verwandten.

Nachdem die Poliomyelitis in den Industrieländern durch die Impfungen nahezu verdrängt wurde, waren diese Impfkomplikationen hier nicht mehr tolerierbar. 1998 wurde deshalb auch in Deutschland die Schluckimpfungsempfehlung zurückgezogen. Für evtl. auftretende Polioausbrüche ist der Impfstoff jedoch für sogenannte Abriegelungsimpfungen noch zugelassen und bereitgestellt.

Änderung der Impfempfehlung

Der Totimpfstoff (IPV) hat diese Nachteile nicht und gilt seit einer Dosiskorrektur vor einigen Jahren als hochwirksam (90 bis 100 %).

Impfempfehlung für IPV

Laut deutschem *Hersteller* sind ab Beginn des 3. Lebensmonats 2 Impfungen im Abstand von 8 Wochen, besser von 6 Monaten zur Grundimmunisierung erforderlich. Langzeiterfahrungen über die Dauer des Impfschutzes liegen nicht vor. Empfohlen wird eine Auffrischungsimpfung zwischen dem 10. und 17. Lebensjahr, bei Gefahr von Poliokontakten im Abstand von je 10 Jahren nach der letzten Impfung.

Grundimmunisierung

Auffrischung

Der Hersteller Aventis Pasteur verweist auf die aktuellen STIKO-Empfehlungen (s. S. 98 und 172).

Auf dem Weg zur Ausrottung der Poliomyelitis

Von der WHO wurde die Ausrottung der Poliomyelitis schon viele Jahre verfolgt. Es bleibt die Frage, ob die Strategie immer den lokalen Verhältnissen angepasst war.

Unter dem von der WHO für Indien empfohlenen Impfschema einer dreimaligen Schluckimpfung zusammen mit den DTP-Impfungen nahm die Kinderlähmung um 1980 in Indien stark zu statt ab.[5]

zunehmende Kinderlähmung

Mit nur 3 Impfungen ignorierte das Schema die vorhandenen Erkenntnisse über das erschwerte Angehen der Schluckimpfung unter tropischen Bedingungen. Dazu kam die Gabe der DTP-Impfung (Diphtherie-, Tetanus-, Pertussis-Kombinationsimpfung) ohne Rücksicht auf die zirkulierenden Wildpolioviren, was die

Lähmungsformen in unbekannter Zahl förderte.[6-9] Der Präsident der indischen Akademie für Kinderheilkunde sprach vor 2 Jahren von 100.000 Kindern, die vermutlich deshalb in den 80er Jahren in Indien Lähmungen erlitten – bei einem Meldesystem, das selbst nach Verbesserung nur etwa 1/3 der tatsächlichen Erkrankungen erfasste.[10-13]

afrikanische Länder

Auch in afrikanischen Ländern waren die Eliminationsbemühungen alleine mit der Schluckimpfung nicht im gewünschten Umfang erfolgreich. Auf Ausbrüche von Polio trotz hoher oraler Durchimpfung in Taiwan, Gambia, Israel und China wurde hingewiesen und 1994 ein gemischtes Impfprogramm vorgeschlagen: Zwei Injektionen des verbesserten Totimpfstoffes (injizierbare Poliovaccine = IPV) zur gefahrlosen Grundimmunisierung, anschließend erst der Schluckimpfstoff (orale Poliovaccine = OPV). Auf gute Ergebnisse mit ein bis zwei Injektionen in Afrika und im mittleren Osten wurde hingewiesen, ebenso in einer Kombination mit DTP in Israel. Die nur etwas höheren Kosten bei Verwendung der Kombinationen waren vertretbar.[14,15] Das CDC (Amerikanisches Zentrum für Krankheitsüberwachung und Vorbeugung) entschied 1995, dass zwei Injektionsimpfungen in das nationale Impfschema aufgenommen werden. Das Expertengremium des «Global Programme for Vaccines» in der WHO lehnte ab.[16]

Inzwischen ist der Totimpfstoff IPV bei fehlender Wildviruszirkulation in verschiedenen Regionen eingeführt worden.

Wild- und Impfviren

Für eine Eradikation (weltweite Ausrottung) der Poliomyelitis müssen nicht nur die Wildviren, sondern auch die Impfviren aus der Bevölkerung und den Gewässern verschwunden sein. Es ist deshalb verständlich, dass über die Verwendung der Schluckimpfung hinaus weltweit aus Sicherheitsgründen der Totimpfstoff noch jahrelang weiter verwendet werden muss.

Das Eigenartige der Poliomyelitis-Entwicklung

weltweite Ausbreitung

Eine im 19. Jahrhundert seltene Krankheit, die Kinderlähmung, wird im 20. Jahrhundert zur gefürchteten epidemischen Krankheit, auch im Erwachsenenalter, und dies vielleicht aufgrund verbesserter Hygiene! Sie breitet sich über die Welt aus, wird in den reichen Ländern durch Impfung zuerst verdrängt und erreicht z.B. in Indien wegen unzureichender Anwendung noch unter der Schluckimpfung ihren epidemischen Höhepunkt.

8. Leberentzündungen

Vorbemerkung

Von den durch Viren ausgelösten Leberentzündungen (Hepatitiden) sind die Typen A, B und C wegen ihrer Verbreitung wichtig. Die sog. ansteckende Gelbsucht ist die Hepatitis A (HA). Sie wird durch Ausscheidungen (Stuhl), Nahrung und Wasser übertragen, tritt deshalb leicht epidemisch auf und heilt mit dem akuten Stadium aus, ebenso die sehr seltene Hepatitis E (HE). Zur Hepatitis-A-Impfung siehe die Tabelle der Indikationsimpfungen S. 165 bzw. 168.

Hepatitis A

Die Hepatitis B (HB), Hepatitis C (HC) und die seltenen Formen Hepatitis D (HD) und Hepatitis G (HG) werden fast nur durch Blutkontakte übertragen. Bei der Hepatitis B kommen chronische Krankheitsverläufe und eine mögliche Ansteckungsfähigkeit über lange Zeit vor, bei Hepatitis C sind Letztere die Regel. Gegen Hepatitis B gibt es eine Impfung, gegen Hepatitis C nicht.

Hepatitis B, C, D und G

Hepatitis B

Die Krankheit

Ein Teil der Infizierten macht eine sichtbare Gelbsucht durch, diese Betroffenen haben eine gute Aussicht auf Ausheilung. Ein weiterer Teil bleibt symptomlos, bildet aber öfter chronische Leberkrankheiten aus. Die Krankheit tritt am häufigsten im jungen Erwachsenenalter auf.

Symptome

Im Vorstadium sind die Patienten müde und appetitlos (Abneigung gegen Nahrungsmittel, vor allem gegen fette Speisen, Alkohol, Nikotin), manche leiden unter Übelkeit, Erbrechen und allgemeinem Unwohlsein. Fieber, Bauchschmerzen und Durchfälle sind häufig. Mit der Gelbsucht wird der Urin abnorm dunkel und der Stuhlgang hell bis farblos. Harn- und Stuhlfarbe normalisieren sich mit Abklingen der gelben Hautfarbe. Komplizierend können Hautausschläge, Entzündungen von Gefäßen, Nieren und Herz die Krankheit begleiten. Selten kommt es zu einem akuten Leberzerfall (0,5 bis 1 %), der meist zum Tode führt.

Schwächegefühl und Abgeschlagenheit können über Monate anhalten.

Verlaufsformen

Die Hepatitis B zeichnet sich durch unterschiedlichste Verlaufsformen aus.

Welchen Verlauf die Krankheit beim jeweiligen Betroffenen nimmt, ist vor allem abhängig von der Reife und Stabilität des Immunsystems und dem Patientenalter:

akuter Verlauf

a) Ein akuter Verlauf ist mit der guten Chance zur Ausheilung verbunden. Bei gut ausgeprägter Abwehr kann die Krankheit bereits im akuten Stadium überwunden werden. Die Ausnahme sind Patienten mit dem genannten hochakuten (fulminanten) Verlauf mit möglichem tödlichem Ausgang.

symptomlos Angesteckte

b) Bei stumm Infizierten (symptomlos Angesteckten) bildet sich viel häufiger als bei sichtbar Erkrankten eine *Immuntoleranz* aus: Der Infizierte trägt die Viren in seinem Organismus weiter, ohne sie als Fremdstoffe zu erkennen, ohne sich zu immunisieren und ohne symptomatisch daran zu erkranken (sog. Virus- oder Hbs-Antigen-Träger). So bleibt sein Blut ansteckend. Dieser Zustand kann zu jedem Zeitpunkt einmal überwunden werden oder auch lebenslang bestehen bleiben.

chronischer Verlauf

c) Ca. $^1/_{10}$ aller durch Hepatitis B hervorgerufenen symptomatischen Leberentzündungen nehmen nach der Gelbsucht oder ohne diese einen *chronischen Verlauf* mit minimaler bis starker Leberzellzerstörung. Dies zeigt sich in den verschiedenen Formen der chronischen Hepatitis B. Sie können über viele Jahre fast unbemerkt bleiben oder in kurzer Zeit zu Beschwerden führen. Als Endstadium der chronischen Hepatitis kann sich im Mittel nach 15 bis 25 Jahren eine Leberzirrhose oder seltener ein Leberkrebs ausbilden.[1] Am Verlauf bis zum Leberversagen sind meist noch andere Faktoren wie Alkohol, Drogen, Kombination mit Hepatitis D oder Virusmutanten und anderes beteiligt.

d) Übergänge: Virusträger können vereinzelt auch später noch die Viren überwinden, Patienten mit leichteren Formen der chronischen Hepatitis können dabei gesunden. Umgekehrt können Patienten mit allen chronischen Verlaufsformen, auch einfache Virusträger und selbst Patienten, deren Hepatitis ausgeheilt erschien, eine Verschlechterung oder einen Rückfall erfahren. Dabei sind oft andere Faktoren beteiligt, wie besondere Virusmutationen oder Hepatitis-C- oder -D-Erreger. D.h. im Verlauf sind viele Übergänge möglich.

Übergänge

e) Bei noch nicht ausreichend ausgebildetem (Säugling) oder geschwächtem Immunsystem kommt es eher zur stummen Infektion, Immuntoleranz (s. oben) und zum chronischen Verlauf.
Bei ungestörtem Immunsystem bildet der Organismus nach der akuten Krankheit meist eine gute Immunität aus.

unreifes oder geschwächtes Immunsystem

f) Außerdem besteht eine starke Abhängigkeit des Verlaufes vom Alter der Patienten:
   - Beim durch die Mutter während der Geburt oder bald nach der Entbindung infizierten Neugeborenen ist der primär chronische Verlauf ohne Gelbsucht noch die Regel.
   - Mit zunehmendem Alter bei Erkrankungsbeginn wird dieser Verlauf seltener (bei Kleinkindern 30 bis 40%, bei sonst gesunden Erwachsenen dagegen in 5 bis 10% chronische Verläufe).

Alter der Patienten

Ansteckung und Übertragungswege

Die Zeit von der Ansteckung bis zu möglicherweise auftretenden Symptomen beträgt im Mittel 3 Monate (6 Wochen bis 6 Monate). Die Ansteckungsfähigkeit kann nur durch Blutuntersuchungen festgestellt werden. Ansteckend sind Akutkranke, Virusträger und chronisch Erkrankte.

Übertragungswege

Epidemiologisch spielen in den Industrieländern die Übertragungen durch häufig wechselnden Geschlechtsverkehr (Promiskuität) und verletzende Sexualpraktiken sowie Drogenkonsum die wichtigste Rolle. Während Bluttransfusionen heute als Übertragungsweg kaum noch bedeutsam sind, stellen unbeabsichtigte Verletzungen mit infiziertem Material, Piercing und Tätowierungen ein erhöhtes Risiko dar. Im engen Familienverband kommt es selten zu Übertragungen bei der Pflege eines Erkrankten oder eines Virusträgers. Hierbei wird eine Übertragung auch durch Körpersekrete wie z.B. Speichel angenommen (vermutlich aber durch Blutbeimengung).[2]

Ansteckungsrisiko

Das Virus gilt schon in kleinsten Mengen als hochansteckend. Das Ansteckungsrisiko ist einerseits von der Viruskonzentration im Blut (Virämie) des Virusträgers abhängig, andererseits von der Kürze des Übertragungsweges (am gefährlichsten ist der Kontakt mit frischem infiziertem Blut auf eine offene frische Wunde).

So gelten folgende Menschen als besonders gefährdet: medizinisches Personal, die oben Genannten, nahe Angehörige eines Virusträgers, Dialyse-Patienten, regelmäßige Empfänger von Blutprodukten, Bewohner und Betreuer von Gemeinschaftseinrichtungen, in denen Hepatitis-B-Betroffene leben, Gefängnisinsassen.

Neugeborene

Von besonderer Bedeutung ist die Übertragung von einer infizierten Mutter auf ihr Neugeborenes. Die Ansteckung erfolgt unter der Geburt, in der Regel nicht während der bestehenden Schwangerschaft (s. unten).

Das Virus findet sich nur beim Menschen.

Therapiemöglichkeiten der Hepatitis B:
Die chronische Hepatitis B wird in den letzten Jahren mit einem gewissen Erfolg mit neuen Medikamenten behandelt, die die körpereigene Immunreaktion der Behandelten verbessern (Interferon alpha und das Nukleosidanalogon Lamivudin). Positive Erfahrungen liegen mit Heilmitteln der anthroposophischen Medizin, vor allem mit Solanum lycopersicum und Viscum album vor.[3] Weiter werden Erfolg versprechende Untersuchungen mit therapeutischen Impfungen durchgeführt.[1] Trotzdem kommt es bei mehr als 50% der chronischen Verläufe zu einer Leberinsuffizienz. Bei einer schweren Leberzirrhose im Endstadium kann eine Lebertransplantation mit Aussicht auf Heilung durchgeführt werden (geringes Risiko, dass der Virusbefall wiederkehrt).[4,5]

Die Impfung

Aktiv-Impfstoffe

Die heute gebräuchlichen *Aktiv-Impfstoffe* enthalten gentechnisch von Hefezellen vermehrte isolierte Oberflächenantigene des Hepatitis-B-Virus, die zur Antikörperbildung und zellständigen «Gedächtnisbildung» anregen. Letztere gewährleistet (bei angeblich > 90 %[6]) auch bei späterem Absinken der Antikörper einen Schutz für lange Zeit – sofern das Immunsystem intakt ist.

Ferner gibt es einen *Passiv-Impfstoff*, ein Immunglobulin-Präparat aus dem Serum von immunisierten Menschen, das nach einem akuten Infektionsrisiko die Ansteckung meist verhindern kann. Es findet Verwendung nach infektiösen Verletzungen ungeschützter Personen, hauptsächlich aber bei Neugeborenen, deren Mütter ansteckend sind; immer zusammen mit der ersten aktiven Impfung. Diese Injektion wird so früh wie möglich verabreicht. Mit diesen Maßnahmen können 90% der Infektionen bei durch die Mutter gefährdeten Neugeborenen verhindert werden.[6]

Passiv-Impfstoff

Die *allgemeine Impfempfehlung* seitens der STIKO gilt seit 1995: für Kinder *ab vollendetem 2. Lebensmonat*, insbesondere aber für alle Heranwachsenden vor möglichen Intimkontakten (s. Impfkalender). Zur Grundimmunisierung sind 3 Impfungen erforderlich, die 2. Impfung im Abstand von mindestens 4 Wochen, die 3. Impfung nach weiteren 6 Monaten.

öffentliche Impfempfehlung

Als *besondere Indikation* wird die Impfung empfohlen nach einem relevanten Hepatitis-B-Kontakt:

besondere Indikation

a) Bei Neugeborenen einer Virusträgerin oder unklarem Hepatitis-B-Status der Mutter.
b) Bei aktuellem Infektionsrisiko, z.B. erregerbehaftete Nadelstichverletzung medizinischen Personals bei bisher unzureichendem Impfschutz. Hier ist unverzüglicher Kontakt mit einem infektionserfahrenen Arzt notwendig.

Ad a.: Neugeborene einer Hepatitis-B-Virusträgerin erhalten die erste Dosis der Grundimmunisierung unmittelbar nach der Geburt gleichzeitig mit einer Immunglobulin-Gabe *(sog. Simultanimpfung)*. Die weiteren Impftermine entsprechen denen des Impfkalenders. Die Immunglobulin-Gabe kann bei nachträglicher Feststellung des Trägerstatus innerhalb von 7 Tagen nachgeholt werden.

Simultanimpfung

Auffrischungsimpfungen nach einigen Jahren werden in Deutschland und in vielen anderen Ländern nicht mehr als notwendig erachtet.

Nur bei besonderen fortbestehenden Risiken wird der Impferfolg anhand von Blutuntersuchungen geprüft (z.B. bei medizinischem Personal). Bei den nicht Reagierenden (die ca. 5 bis 10% ausmachen[1,7]) wird versucht, die Impfung fortzusetzen, bis ein ausreichender Antikörpertiter nachgewiesen wird. Bei Immungeschwächten (und damit für die Krankheit auch besonders Anfälligen) kann die Impfversagerquote bis zu 60% ansteigen.[1] Für Dialyse-Patienten gibt es einen höher konzentrierten Impfstoff.

Begleitstoffe: s. S. 90f.

Konservierung s. S. 161.

Gründe für die allgemeine Impfempfehlung

Als Gründe für die allgemeine Impfempfehlung werden angegeben:

a) Die hohen volkswirtschaftlichen Kosten der Hepatitis-B-Schäden.
b) Vermeidung der Folgeerkrankungen (Leberzirrhose und selten Leberkrebs; Letzterer tritt vor allem in den afrikanischen und asiatischen Endemiegebieten auf).[1]
c) Die völlige Beseitigung der Hepatitis B, was bei intensiver Durchimpfung in einigen Jahrzehnten zu erreichen sei.
d) Einzelfälle von Hepatitis B im Kindesalter und die gegenwärtig diskutierte soziale Problematik für Gemeinschaftseinrichtungen.

Bedenkenswertes zur Hepatitis-B-Impfung

Bei der Entscheidung zur Impfung gegen Hepatitis B sollten folgende Faktoren mitbedacht werden:

- Sie wirkt nicht gegen andere Typen der Hepatitis.
- Sie geht bei ca. 5% der Impflinge nicht an.
- Die Wirkung ist abhängig vom Immunstatus des Geimpften (auch altersabhängig).
- Immer häufiger werden verschiedenste Virusmutanten beschrieben, die durch die mittels Impfung gebildeten Antikörper nicht mehr angegriffen werden können, sog. «Flucht-Mutationen» («escape mutants»). Auch Geimpfte können von diesen Mutanten angesteckt werden. Es ist derzeit noch nicht einschätzbar, welche Auswirkungen diese Mutanten für die Epidemiologie, den Verlauf und die Therapie der Erkrankung haben werden. Ein Zusammenhang der Zunahme dieses Phänomens mit der Massenimpfung wird beschrieben.[8,9]

  Virusmutanten

  Bei einer Hepatitis-Erkrankung ist der Nachweis von Virusmutanten sehr schwierig und nur durch eine hochempfindliche, teure moderne Diagnostik (PCR) möglich. Dies verzögert sowohl eine Therapie als auch den notwendigen Umgebungsschutz. Entsprechendes gilt für asymptomatische Träger dieser Virusmutanten.

D.h. selbst bei intensiver Durchimpfung der Bevölkerung können in Zukunft vermehrt unbemerkte Hepatitis-B-Virusträger, die schwer zu diagnostizieren sind, zu zusätzlichen Infektionsquellen werden. Virusmutanten sind besonders von klinischer Bedeutung im Zusammenhang mit fulminanten und chronisch aggressiven Verläufen.[4,10,11]

- Das Auftreten einiger schwererer Autoimmunerkrankungen nach der Impfung gibt den Verdacht auf einen Kausalzusammenhang mit der Hepatitis-B-Impfung (häufiger als bei anderen Impfungen).[12,13] In Frankreich wurde sie deshalb von der Liste der Pflichtimpfungen genommen.
- Der volkswirtschaftliche Nutzen der bisher teuersten allgemein empfohlenen Impfung ist noch nicht überzeugend bewiesen.[14-16]
- Der Sechsfach-Impfstoff Hexavac wurde angeblich wegen ungenügender Wirksamkeit der Hepatitis-B-Komponente vorläufig zurückgezogen. In der Diskussion stehen aber auch Todesfälle innerhalb von 24 Stunden nach der Impfung.[33–36]

schwere Autoimmunerkrankungen

Für *beruflich, familiär oder anderweitig besonders Ansteckungsgefährdete* vermindert die Impfung eindeutig das Risiko. Dasselbe gilt für *Patienten mit Immunschwächen* verschiedener Art (evtl. bei Letzteren in höherer Dosis). Eine Verhinderung der Infektion des *Neugeborenen einer Mutter, die Virusträgerin ist* (in Kombination mit einer passiven Immunisierung), ist ebenfalls ohne Zweifel sinnvoll und wichtig.

besonders Ansteckungsgefährdete

Die allgemeine Hepatitis-B-Impfung für Säuglinge ab dem 3. Lebensmonat wird von der STIKO empfohlen, da man sich so erhofft, die Anzahl der Neuerkrankungen zu senken. Denn Kleinkinder werden sehr viel häufiger dem Arzt vorgestellt als Jugendliche und junge Erwachsene. Eine Impfung lässt sich im Säuglingsalter organisatorisch leicht mit den anderen Impfungen verbinden. Die Eltern sind in dieser Zeit besonders bemüht, nichts für ihre Kinder zu versäumen. Weniger als 10% aller Erkrankungen treten bei Kindern unter 15 Jahren auf, von diesen wird der größte Teil während der Geburt angesteckt,[17] es gibt nur wenige Fälle anderer Infektionswege im Kindesalter.

Impfung von Säuglingen

Die Hepatitis B ist keine typische Krankheit der Kindheit, sondern betrifft vor allem junge Erwachsene.

Das Ansteckungsrisiko eines Neugeborenen während der Geburt durch seine infizierte Mutter (die u.U. nicht weiß, dass sie Hepatitis-B-Trägerin ist) kann nur durch die jetzt in die Richtlinien der Schwangerschaftsvorsorge aufgenommene *frühzeitige Blutuntersuchung (Screening) aller Schwangeren* erkannt und durch die *Simultanimpfung des Neugeborenen* verringert werden, nicht aber durch die generelle Impfung im Säuglingsalter.

individuelles Risiko abwägen

Für alle Altersgruppen empfiehlt es sich, das individuelle Ansteckungsrisiko sorgfältig abzuwägen und dabei die noch nicht sicher geklärten Meldungen seltener schwerer Nebenwirkungen in die Überlegungen einzubeziehen.

Gemeinschaftseinrichtungen

Ein erhöhtes Ansteckungsrisiko kann in Gemeinschaftseinrichtungen (Kinderkrippen, Kindergärten und Schulen) dann gegeben sein, wenn bei einem Kind, welches HBs-Ag-Träger mit hoher Virusbelastung ist, erwartet werden muss, dass es andere beißt oder mit Blut direkt eine offene Wunde eines Erziehers oder anderen Kindes berührt. In einem solchen Fall kann es sozial sinnvoll sein, dass die anderen Kinder und Betreuer der Gruppe geimpft werden.

Bei einer entsprechenden Verletzung ist es notwendig, dass der Hepatitis-B-Immunstatus des Betroffenen geprüft wird, auch wenn er geimpft ist, und ggf. eine umgehende Simultanimpfung des Gebissenen durchgeführt wird. Erkrankt jedoch z.B. in einer Schule ein Kind an Hepatitis B und werden dann alle SchülerInnen der Schule aufgefordert, sich impfen zu lassen, so dienen die dadurch im Umfeld entstehenden Ängste eher der Durchsetzung einer lückenlosen Durchimp-

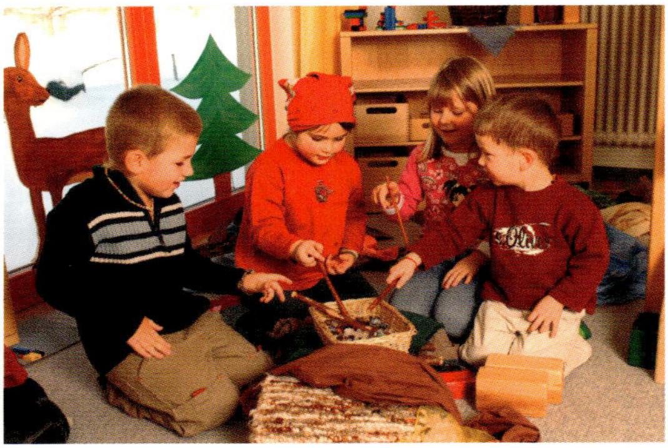

In Gemeinschaftseinrichtungen kann ein erhöhtes Ansteckungsrisiko für Hepatitis B bestehen, wenn konkret Kontakte mit dem Blut eines Virusträgers zu befürchten sind. Ob eine Impfung sinnvoll ist, muss je nach Situation individuell abgewogen werden.

fung als der Begegnung eines realen Risikos.[18,19] Eine ausgewogene Aufklärung zur wohlüberlegten eigenen Entschlussfindung erscheint uns der Situation angemessener.[4] (Zu den juristischen Grundlagen s. Nassauer, Maass.[2])

Es bleibt zu berücksichtigen, dass es bei einem Anteil der Geimpften (ca. 5%) nicht gelingt, nach den üblichen 3 Impfungen einen ausreichenden Impfschutz zu erzielen («Non-Responder»), dass die Rate der Virusmutanten und damit der kaum diagnostizierbaren und schwer behandelbaren Formen zunimmt und dass das Risiko der nicht impfbaren Hepatitis-Formen, die auf gleichem Wege übertragen werden, unbeeinflusst bleibt. So ist die Bedeutung einer generellen Hepatitis-B-Impfung international insbesondere auch unter Kosten-Nutzen-Gesichtspunkten nicht unumstritten.[14,15,16,20,21]

Titerkontrollen

Als Nebenergebnis einer allgemeinen Hepatitis-B-Impfung fühlen sich die Geimpften (evtl. fälschlich) sicher und können sich auf dieser Grundlage der Gefahr aussetzen, z.B. an einer Hepatitis C oder AIDS zu erkranken. So sind bei der Hepatitis-B-Impfung zur Bestätigung eines Impferfolges Titerkontrollen im Rahmen der Impfleistung besonders wünschenswert.

Dauer des Impfschutzes

Ein weiteres Problem ist die ungeklärte Dauer des Impfschutzes nach kompletter Impfung. Alle Impfstoffhersteller geben einen Impfschutz für 10 Jahre an. Die STIKO empfiehlt jetzt eine Auffrischimpfung ohne Impftiterkontrollen mit 9 bis 17 Jahren, aber nicht früher als 5 Jahre nach der vorhergehenden letzten Dosis. Problematisch ist die Empfehlung, Säuglinge zu impfen, deren Infektionsrisiko in Deutschland sehr niedrig ist. Geschützt werden sollten die Jugendlichen in der Zeit ihres beginnenden Sexuallebens, also Jugendliche im Alter von durchschnittlich 11 bis 16 Jahren. In dieser Altersgruppe haben wir die höchste Rate an Neuinfektionen mit Hepatitis B. Nach Impfung im 1. bis 2. Lebensjahr besteht aber kein gesicherter Impfschutz mehr.

soziale und kulturelle Gewohnheiten

Die Verteilung der Hepatitis B und ihre Ausbreitungswege hängen von den verschiedenen sozialen und kulturellen Gewohnheiten der Völker in der Welt ab. In Schwarzafrika und in Asien z.B. ist die Hepatitis-B-Durchseuchung viel höher als in Mitteleuropa und wird deshalb auch viel häufiger von den Müttern auf die Neugeborenen übertragen.

Polygamie und religiöse Regeln, die vorbeugenden Maßnahmen entgegenstehen, erschweren die Eindämmung der Übertragung aller sexuell übertragbaren Krankheiten. Auch wenn z.B. die Zahl der Kinder die einzige Absicherung für das Alter der Eltern ist, kann infizierten Eltern kaum vermittelt werden, dass «safer sex» notwendig ist und jedes ihrer Kinder gefährdet ist, auch an Hepatitis oder AIDS zu erkranken. Aus wirtschaftlichen Gründen und durch das dominierende Problem der Ausbreitung von AIDS in diesen Regionen konnte es bis heute nicht gelingen, der Hepatitis-B-Impfung den ihr dort gebührenden Stellenwert einzuräumen. In der Tat müssten in den hochdurchseuchten Gebieten viele Neugeborene simultan aktiv und passiv geimpft werden, was große Kosten verursacht. Dies steht jedoch in Anbetracht des weit größeren Problems der AIDS-Ausbreitung dort derzeit nicht im Vordergrund.

unzureichende Vorbeugungsmaßnahmen

Die Vorbeugungsmaßnahmen bei dem diesbezüglich besonders gefährdeten Kollektiv gelingen weltweit nur unzureichend.[22,23]

Seit 1986 ging in den USA die Zahl der Hepatitis-B-Infektionsfälle zurück: Betrachtet man die Inzidenzkurve nach verschiedenen Risikogruppen getrennt, so lässt sich sagen: Unter dem medizinischen Personal konnte ein deutlicher Rückgang durch lebhafte Nutzung der Impfung und durch Präventionsmaßnahmen verzeichnet werden. Ebenso deutlich ist der Rückgang in der Gruppe der Homosexuellen. Hier fällt der Rückgang zusammen mit den «safer sex»-Kampagnen, die auch zur Vermeidung von Hepatitis B führten. Sicher wurde in dieser Gruppe auch vermehrt geimpft. Die Gruppe der Drogenabhängigen konnte kaum erreicht werden. Dies spiegelt sich in der Inzidenzkurve überzeugend wider. Die Zunahme der Erkrankung in dieser Gruppe, besser gesagt das Anwachsen der Zahl der Drogenabhängigen und der Gruppe der «unbekannten» Übertragungswege (meist sind dies nicht angegebene, obwohl bekannt[24,25]) sind die tatsächlichen Gründe, warum die Impfung der Risikogruppen insgesamt nicht ausreichend erfolgreich war.

Kompetenz vermitteln

Diesen gesamten Kontext und die in unserer zivilisierten Gegend durchführbaren Präventionsmaßnahmen den Jugendlichen nahezubringen könnte sie in ihrer Suche nach menschlicher Verbindlichkeit stärken, ihrer Persönlichkeitsentfaltung helfen und damit auch ihre Immunität fördern. Alle Anstrengungen sollten dahin gehen, die Jugendlichen kompetent zu machen und dadurch in die Lage zu versetzen, selber zu entscheiden, ob sie sich impfen lassen wollen oder nicht.

Verhaltensregeln zur Vermeidung der Übertragung von Hepatitis-Infektionen

Von den durch Blut übertragenen Hepatitis-Formen kann bis heute einzig gegen Hepatitis B eine Impfung angeboten werden (die Hepatitis A wird an dieser Stelle nicht berücksichtigt, da sie über einen anderen Weg übertragen wird).
Die Empfehlung zur generellen Impfung gegen Hepatitis B birgt in sich die Gefahr, dass mit Blutprodukten und den Übertragungswegen aus falschem Sicherheitsgefühl wieder unvorsichtiger umgegangen wird. Deshalb sei an dieser Stelle auf die möglichen Verhaltensregeln hingewiesen, durch die die Infektionsgefahr neben Hepatitis B z.B. auch für Hepatitis C und AIDS auf ein vertretbares Maß gesenkt werden kann. So kann auch einer Ausgrenzung von Betroffenen in der Gesellschaft entgegengewirkt werden.

Zu beachten sind:

- objektive Informationen der Umgebung von Betroffenen über die Infektionswege,
- Vorsichtsmaßnahmen bei der Blutstillung,
- Verwendung von Schutzhandschuhen,
- Wunddesinfektion und geeignete Verbände bei Verletzungen.
- Weiter gilt insbesondere bei häufig wechselndem Geschlechtsverkehr der Schutz durch Präservative,
- bei Drogenabhängigen ist die Wiederverwendung von gebrauchten Spritzen («needle sharing») zu vermeiden.
- Besonders wichtig ist die konsequente Untersuchung (Screening) auf Hepatitis-B-Trägerschaft bei allen Schwangeren und die unmittelbare Simultanimpfung der Neugeborenen betroffener Mütter (in Deutschland heute die Regel).

Statistische Angaben

- Die HBs-Ag-Trägerrate liegt in Deutschland bei 0,6% (Niedrig-Endemie-Gebiet),[6] in Indien dagegen bei 4% (Hoch-Endemie-Gebiet).[29]
- Die Hepatitis B macht in Deutschland ca. 37% aller Leberentzündungen aus.[32]
- Es wird angenommen, dass weniger als 50% der Infizierten überhaupt Symptome aufweisen[25] (und damit auch gemeldet werden können). Wie viele davon jedoch ohne Folgen geheilt werden, ist unbekannt und führt zu den großen Unsicherheiten in statistischen Aussagen über den Krankheitsverlauf.
- Im Neugeborenenalter verlaufen 90% der Infektionen chronisch, im Säuglingsalter 60 bis 80%, bei Kleinkindern 30 bis 40% und bei Jugendlichen und Erwachsenen 5 bis 10%.[25]
- Insgesamt werden jährlich in Deutschland ca. 200 an Hepatitis B Gestorbene gemeldet (zum Vergleich: 1712 Drogentote pro Jahr[31]). Andererseits wird angenommen, dass von jährlich 8000 an nicht-alkoholbedingter Leberzirrhose Verstorbenen etwa die Hälfte an Hepatitis B erkrankt war. Diese Differenz der Angaben zeigt, wie schwer genaue Zahlen über die Sterblichkeitsrate nach Hepatitis B zu erhalten sind (und dass solche statistischen Angaben mit entsprechender Vorsicht zu lesen sind).

Hepatitis C

Man schätzt die Durchseuchung mit Hepatitis C in Deutschland heute auf ca. 0,4% der Bevölkerung (entsprechend bei der Hepatitis B auf 0,6%). Allerdings muss davon ausgegangen werden, dass erst ein viel geringerer Teil der Erkrankten an Hepatitis C gemeldet wurde. Die Epidemiologie der Hepatitis C in Deutschland ist weitgehend unerforscht. In über 60% der Fälle verläuft sie chronisch, bei jedem vierten Patienten ist mit einem fortschreitenden Verlauf zur Leberzirrhose zu

oft chronisch

rechnen. Die Zahl der Neumanifestationen steigt in der westlichen Welt deutlich an. Die Meldungen in Deutschland überschreiten derzeit bereits diejenigen der Hepatitis B.[26,27]

Schwierigkeit einer Impfung

Die Vorbereitung einer Impfung gegen Hepatitis C stößt zunächst auf die Schwierigkeit, dass dieses Virus in verschiedensten genetischen Formen vorkommt, von Natur aus zur Mutation neigt und dadurch einer Impfung nach dem Muster der Hepatitis-B-Impfung nicht zugänglich ist. Die Forschung ist bestrebt, einen allgemeineren Angriffspunkt am Virus zu finden,[1] doch ist eine Impfung für die kommenden Jahre noch nicht in Sicht.[26]

Weitere Hepatitisformen

Hepatitis D und G

Von den noch seltenen Hepatitis-Viren D und G werden ebenso chronische Verläufe berichtet, nicht jedoch von Hepatitis A, die in diesem Buch nur unter den Indikationsimpfungen aufgeführt wird. Die Hepatitis D pfropft sich (meist bei intravenös Drogenabhängigen) auf eine vorbestehende Hepatitis B auf und kommt nicht als selbstständige Krankheit vor.

9. Masern

Die Krankheit

Masern sind eine hochfieberhafte, katarrhalische (sinngemäß «schleimfließende») Krankheit mit typischem Ausschlag und nachfolgend dauerhafter Immunität.

Ansteckung und Übertragung

Tröpfcheninfektion

Der mit Masernviren Angesteckte gibt ab dem 9. Tag durch feine Tröpfchen in der Ausatemluft die Viren an andere Empfängliche weiter – über viele Meter, evtl. auch durch offene Türen. Die Ansteckungsfähigkeit erlischt in den vier Tagen nach Ausschlagbeginn. Hat die Mutter Masern durchgemacht, so haben Säuglinge durch Leih-

Antikörper der Mutter einen vollen Nestschutz von etwa 5 Monaten und einen teilweisen Nestschutz bis zu einem Jahr. Geimpfte Mütter vermitteln keinen sicheren Nestschutz. Eine stille Feiung ist in dieser Zeit möglich (s. Erfahrungen in Afrika S. 71f.). Das Virus wird nur von Menschen übertragen. Es hinterlässt lebenslängliche Immunität.

Nestschutz

Symptome

Ab dem 10. Tag nach Ansteckung beginnen Schnupfen, Husten, Bindehautentzündung und etwas Fieber. Vom 12. bis 14. Tag sind in der Wangenschleimhaut weiße Pünktchen und Streifen zu sehen (sogenannte Koplik'sche Flecken). Am 14. Tag erfolgt ein hoher Fieberanstieg und es entsteht ein rötlich-fleckförmiger Ausschlag, beginnend hinter den Ohren, sich über Gesicht und Rumpf in 3 Tagen ausbreitend und teilweise zusammenfließend. Die Patienten wirken mit starker Verschleimung und Husten schwer krank. Gelegentlich besteht Durchfall. Das Fieber fällt in der Regel langsam vom 3. bis 4. Tag nach Ausschlagbeginn ab. Der Husten kann noch Wochen bestehen.

Patienten wirken schwer krank

Die Patienten bedürfen dringend der Bettruhe, behutsamer Pflege und unterstützender Therapie. Sie sind für einige Wochen in ihrer Infektionsabwehr sowie Immunantwort auf Impfungen geschwächt.

Begleitkrankheiten, Komplikationen

Ein Fieberkrampf im raschen Fieberanstieg ist *nicht selten* und hat in der Regel keine schlimmen Folgen. Ohrenschmerzen deuten auf eine Mittelohrentzündung, Kurzatmigkeit und Nasenflügeln auf eine Lungenentzündung oder Entzündung der feinsten Bronchien, seltener ein bellender Husten mit ziehender Einatmung auf einen Masernkrupp hin (entzündliche Schleimhautschwellung im Kehlkopfbereich). Auch Durchfälle sind *nicht selten*. Der Ausschlag kann blutunterlaufen sein. In Afrika sind bei unterernährten Kindern Hornhautentzündungen mit bleibenden Narben häufig, wenn kein Vitamin A vorbeugend gegeben wird.[1,2]

Die im Kleinkindalter *seltene* Hirnentzündung kündigt sich meist zwischen dem 3. und 9. Tag *nach* Ausschlagbeginn durch erneut hohes Fieber, Krämpfe und Eintrübung des Bewusstseins an. Sie führt häufig zum Tode oder zu dauernder Behinderung, ungefähr die Hälfte heilt ohne Folgen aus (s. auch S. 153). Die *seltenen* schwersten Komplikationen sind Herz-, Kreislauf- und Lungenversagen.

Eine weitere seltene und immer tödliche Hirnkomplikation ist die Subakute sklerosierende Pan-Enzephalitis (SSPE). Bei den Betroffenen wird das Masernvirus nicht vollständig überwunden und führt nach einer Latenz von mehreren Jahren zum Ausfall aller Hirnfunktionen: auffälliges Verhalten und Intelligenzdefekte, Muskelkrämpfe und Hirnanfälle und schließlich zentrale Muskelstarre. Der Krankheitsverlauf dauert meist 3 bis 5 Jahre. *SSPE*

Nun ergab sich kürzlich durch eine neu eingerichtete «Erhebung seltener pädiatrischer Erkrankungen in Deutschland» (ESPED), dass von Januar 2003 bis Ende Oktober 2005 bei zehn Kindern diese Diagnose neu gestellt werden musste. Acht von ihnen hatten im Alter zwischen 5 und 11 Monaten Masern, eines mit 2 Jahren; bei zweien war der Zeitpunkt nicht bekannt. Die Diagnose wurde durch Masern-Antikörper im Hirnwasser bei allen bestätigt. In einer entsprechenden Studie in den USA fand sich in allen untersuchten Hirngewebeproben Masern-Wildviren-RNA, nicht aber Impfviren.[3] Die Autoren errechnen ein SSPE-Risiko von mindestens 5 Fällen auf 10.000 Masernfälle in diesem Alter, wobei durchaus noch weitere Fälle hinzukommen können. Das ESPED-Meldesystem korrigiert damit die bisherige Annahme eines SSPE-Risikos von weniger als 1:100.000 auf mindestens 5:10.000 (eine andere Schätzung lautet jetzt für Säuglinge auf 1:5.000 und für alle Altersstufen zusammen auf 1:10.000 Masernfälle).[4] *SSPE-Risiko*

Nahe liegend ist nun der Vorwurf, dass ungeimpfte Kinder mit Masern – namentlich im noch unerkannten katarrhalischen Stadium – Säuglinge und Krabbler anstecken; vielleicht besonders dann, wenn diese keinen Nestschutz haben (s. S. 68).

Die Impfung

Die seit 1973 bestehende öffentliche allgemeine Empfehlung der Masernlebendimpfung – zusammen mit Mumps- und Röteln-Impfstoff – lautet:

- Eine Impfung zwischen dem 11. und 14. vollendeten Lebensmonat.
- Eine Zweitimpfung 1 Monat nach der 1. Impfung und als Nachholimpfung möglichst bis zum vollendeten 18. Lebensjahr.

Die Inkubationsimpfung bei frischer Ansteckung

Passiv-Impfung

a) Als Passiv-Impfung: Wird eine Ansteckung mit Masern unmittelbar erkannt, können Gefährdete durch eine Injektion von *menschlichem Gammaglobulin* für diese eine Ansteckung bis ca. vier Wochen danach geschützt werden. Ist die Ansteckung länger als vier Tage her, kann diese Injektion nur noch teilweisen oder fraglichen Schutz bieten.

Aktiv-Impfung

b) Als Aktiv-Impfung: Alternativ kann auch die Lebendimpfung innerhalb von 3 Tagen nach Masernkontakt verwendet werden, da sie rascher immunisiert, als die Wildmasern ausbrechen.

Zur Wirksamkeit

primäres Impfversagen

Die Impfung geht nicht oder unvollständig an (sog. primäres Impfversagen)

- bei «Nestschutz» von der Mutter (s. S. 11), d.h. bei zu früher Impfung,
- bei Fehlern in der Lagerung des Impfstoffs oder bei fehlerhafter Impftechnik,
- bei sog. Nonrespondern: 1 bis 5% der Geimpften reagieren nicht mit der Bildung von Antikörpern; ob sie dennoch nach Ansteckung typisch oder abgemildert erkranken, hängt dann von einer zellständigen Abwehr ab, die nicht messbar ist (vgl. S. 14).

Um diesen Problemen zu begegnen, wurde eine Wiederholungsimpfung im Mindestabstand von 4 Wochen allgemein empfohlen.

Ist die Impfung angegangen, so kann der Schutz angeblich 15 bis 20 Jahre und länger anhalten[5] oder im Laufe dieser Jahre abnehmen.[6-8]

Nestschutz

Der Nestschutz der Säuglinge von geimpften Müttern ohne Wildmasernauffrischung ist geringer und früher zu Ende als bei Müttern, die die Masernkrankheit hatten.[9-11]

Durch Ansteckung mit Masern kann der Impfschutz unbemerkt aufgefrischt werden.[12,13] Oder es kommt dabei zu leichter bis typischer Masernsymptomatik (sog. *sekundäres Impfversagen*; durch Blutuntersuchungen erkennbar.)[14,15] Eine solche Wildmasernauffrischung des Impfschutzes wird als lang anhaltend angesehen und sollte positiv bewertet werden.

Wildmasern-auffrischung

Eine Wiederimpfung kann die «Impflücken» des primären Impfversagens weitgehend schließen. Ein *«Booster-Effekt»* im alten Sinne (d.h. ein starker Anstieg der Antikörper im Verhältnis zum schwachen Anstieg nach der ersten Impfung) tritt jedoch nicht ein: Wer zum baldigen Absinken der Antikörper neigte, behält diese Eigenschaft oft auch nach der Wiederimpfung.[16-18]

Wiederimpfung

Eine weitere diskutierte Wirkung der Masern-Impfung und der Masern-Erkrankung

Vor einigen Jahren kam in Großbritannien der Verdacht auf, dass die Masern-Impfung eventuell in Verbindung mit der Mumps-Impfung chronisch entzündliche Darmerkrankungen und Autismus auslösen könne.[19,20] Von verschiedenen Seiten gelieferte epidemiologische Daten sprachen übereinstimmend schon 1998 gegen diesen Zusammenhang.[21-23] Es gibt lediglich einen Hinweis auf eine mögliche Teilveranlagung chronischer Dickdarmentzündungen, wenn die *Krankheiten* Masern und Mumps *innerhalb eines Jahres* durchgemacht wurden: Diese Kombination fand sich gehäuft in der Krankheitsvorgeschichte solcher Patienten.[24] Die fortgesetzte Schadensbehauptung hat jetzt ein gerichtliches Nachspiel.

chronische Darm-erkrankungen und Autismus

Wie kommt es trotz Impfung zu Kleinepidemien?

In Ländern *hoher, aber zunächst nur einmaliger* Durchimpfung der einjährigen Kinder traten weltweit 20 bis 25 Jahre nach Einführung der allgemeinen Kleinkinderimpfung Epidemien in Oberschulen oder Universitäten auf. Der Grund war folgender: Ca. 5 bis 10% jedes Jahrgangs hatten trotz Impfung keinen wirksamen Impfschutz. Zusammen mit den wenigen Ungeimpften war dieser Anteil in Menschengruppen mit viel Kontakt, wie dies an Schulen und Universitäten der Fall ist, ausreichend groß, um das Masernvirus gut zirkulieren zu lassen. Die Verläufe der Krankheit waren bei diesen Jugendlichen und jungen Erwachsenen dann öfters schwer und gefährlich und betrafen auch die Säuglinge, deren Mütter aufgrund der Impfung und fehlender Ansteckung im Kindesalter keinen oder nur geringen Nestschutz bieten konnten.[9,11,26] Umfassende Umkreisimpfungen wurden dann breit angenommen und verhinderten die weitere Ausbreitung.

In den alten Bundesländern zirkulierten die Masern wegen geringer Impfbeteiligung weiter, sodass noch hohe schützende Antikörper-Konzentrationen bei fast allen Schulkindern zwischen 6 und 12 Jahren – auch den geimpften! – zu finden waren (97,5%).[12] Deutlich stieg aber das Durchschnittsalter der an Masern Erkrankten an.

Epidemien in Coburg und Italien

Im Jahr 2002 konnten in Europa zwei Epidemien beobachtet werden, in Coburg mit 1.191 Erkrankten, in Italien mit 20.000. In Coburg mussten zwei Kinderärzte, die durchaus impften, aber den Eltern die gesetzlich verbriefte Impfentscheidung freiließen, eine Sturmflut von Vorwürfen und Drohungen hinnehmen. Beide hatten je etwa 400 erkrankte Kinder zu betreuen. Keines brauchten sie einzuweisen. Von den anderen Ärzten wurden von zusammen auch etwa 400 Patienten 43 stationär eingewiesen, d.h. etwa 10%. Bleibende Schäden wurden vom Gesundheitsamt nicht festgestellt. – Die Epidemie in Italien forderte 3 Todesopfer und schwere Komplikationen bei 20 Patienten.

Masernwelle in Ruhrgebiet und Rheinland

Im Frühjahr 2006 gab es eine Masernwelle in Teilen des Ruhrgebietes und des Rheinlandes mit über 1.400 Erkrankten. Darunter befanden sich mehr als 90 Säuglinge. Von 3 Kindern mit einer Enzephalitis behalte eines vielleicht einen Hirnschaden. Angeblich waren nach einer Woche alle Eingewiesenen wieder zu Hause. Mit einer kräftigen Booster-Wirkung (Auffrischung eines Impfschutzes) bei den geimpften Kontaktpersonen darf gerechnet werden. Andererseits muss man hoffen und in Zukunft Sorge tragen, dass Kontakte von möglicherweise Angesteckten mit ungeschützten Säuglingen und Kleinkindern vermieden werden (s. S. 67).

Das Ziel der Masernausrottung

Seitens der WHO wird weltweit auf lange Sicht das Ziel verfolgt, die Masern gänzlich auszurotten (Eradikation). Dieses Ziel wird in zwei großen Etappen angestrebt:

regionale Elimination

1. Regionale Elimination (Ausgrenzung): Jedes Land versucht im Laufe der nächsten Jahre frei von eigener Viruszirkulation zu werden. Problematisch wird dann allerdings die nachlassende Immunität durch das Fehlen natürlicher Auffrischung und die dadurch entstehende Möglichkeit der wirksamen Einschleppungen von Masernviren aus anderen Ländern (s. folgend Finnland und USA).

weltweite Ausrottung

2. Der zweite endgültige Schritt soll in der Ausrottung weltweit bestehen. Sie ist dann nur durch strenge Kontrollen aller Kleinausbrüche mit entsprechenden Isolierungen und Impfnötigungen möglich.

Angesichts dieses globalen WHO-Zieles ist es geboten, vor eigenen Impfentscheidungen wenigstens einen Blick auf die Erfahrungen in anderen Ländern und Erdteilen zu werfen:

Erfahrungen anderer Länder

Finnland ist seit 1996 frei von einheimischen Masern. Gründe sind das Zweidosenimpfschema, eine geringe Bevölkerungsdichte und eine sehr effektive Gesundheitsfürsorge. Da die mittlere Immunität absinkt, nimmt aber die Sorge vor Einschleppungen zu,[27] die besonders für Säuglinge gefährlich würden. Auch wird wegen relativ häufigem sekundärem Impfversagen auch bei Wiedergeimpften an eine weitere Masern-Impfung gedacht.[39] Die Anzahl der Hirnentzündungen hat insgesamt nicht abgenommen, weil an die Stelle des Masernvirus andere Erreger getreten sind. Auch die Zahl der schweren Folgeschäden aller Hirnentzündungen zusammen nahm nicht ab.[28,29]

Eine Untersuchung in *Bayern* zeigte ebenfalls, dass die Abnahme der Masernenzephalitis durch die Zunahme anderer Enzephalitiden in einem Zeitraum von 11 Jahren nicht nur eingeholt, sondern weit überschritten wurde.[30]

Auch die *USA* sind praktisch frei von einheimischen zirkulierenden Masernviren. In *Sao Paulo* gab es 1997 eine Epidemie von 25.000 Masernfällen mit zusätzlichen 78.000 Verdachtsfällen. Dort war die Zweitimpfung nicht eingeführt worden.

Besondere Beachtung erforderten bestimmte Länder Schwarzafrikas mit hoher Kindersterblichkeit infolge von Unterernährung, Durchfallkrankheiten, Malaria, Tuberkulose und Masern sowie einer hohen Komplikationsrate dieser Krankheiten einschließlich vieler Dauerschäden. Bis zur Einführung der Impfung erreichten die

Masern eine Sterblichkeit bis 25% aller daran erkrankten Kinder. Betroffen waren insbesondere Säuglinge, da die Mütter ihren Neugeborenen dort nachweislich nur wenig Nestschutz mitgeben können. Ferner wurde bestätigt, dass die Schwere der Erkrankung stark mit der Intensität der Ansteckung und der Enge der Wohngemeinschaften zusammenhängt; d.h. in den Wohngemeinschaften überlebt der erste Masernpatient eher als die folgenden.[25]

schwindende impfinduzierte Immunität

Überraschend war, dass sich während einer Studie ein Fünftel der ungeimpften Kontrollgruppe unerkannt mit hohen Titeranstiegen immunisieren konnte.[31] Es wurde beobachtet, dass die Wirksamkeit der Impfung zwischen 1980 und 1990 von 100% auf 66% abnahm und dass ältere Kinder zunehmend Masern durchmachten, besonders wenn sie sehr früh geimpft waren. Der Epidemiologe Aaby mahnte: «Es ist Zeit, ernsthaft das Phänomen der schwindenden impfinduzierten Immunität zu untersuchen – für Masern und andere durch Impfung verhütbare Krankheiten –, um die Auswirkung des erweiterten Impfprogrammes der WHO in Entwicklungsländern zu prüfen.» (Übers. v. Autor[32]). Die Bedeutung einer Auffrischung der Masern-Impfimmunität durch stille Wildinfektion oder Krankheit bei den Geimpften wird erkannt. Die kurzfristigen Antikörperanstiege einer oder mehrerer Wiederimpfungen sind bekannt.[8,32,33] Mit abnehmender Viruszirkulation verschwindet demnach die Möglichkeit, sich eine dauerhafte Immunität zu erwerben. Dennoch bleibt die einzige Strategie der WHO die Kontrolle und Elimination der Masern durch wiederholte Impfungen.

chemische Fiebersenkung

Eine viel ältere Beobachtung sei noch hinzugefügt: Auf dem Gipfel einer Masernepidemie 1967/68 wurde in einem peripheren Krankenhaus in Ghana die medikamentöse Behandlung der stationär aufgenommenen Masernkinder geändert, weil aufgefallen war, dass Kinder mit heftigsten und hochfieberhaften Masern einen günstigeren Ausgang der Krankheit aufwiesen als weniger heftige Verläufe; Beruhigungsmittel, chemische Fiebersenkung, entzündungshemmende Mittel und Hustendämpfer wurden weggelassen. Stattdessen wurden schleimlösende Medikamente eingesetzt. Die übrige Behandlung blieb bestehen (Malariabehandlung, wenn angezeigt Antibiotika u.a.). Vor der Therapieänderung starben 20 von 56 Kindern (35%), nachher vier von ebenfalls 56 Kindern (7%), von diesen eines an Hirnentzündung und eines an Luftröhrenriss.[34,35]

Diese Beobachtung ist wichtig, weil noch heute auch in Afrika bei Fieber über 39 °C die chemische Fiebersenkung als Basisbehandlung empfohlen wird.[36] Kritik dazu erfolgte von einem praktischen Arzt, der feststellte, dass der Sinn von Fiebersenkungen nicht durch publizierte Studien abgestützt ist.[37] Eine Literaturübersicht zeigt, dass Fieber gewöhnlich Gutes bewirkt und die gewohnte medikamentöse Fiebersenkung in der Regel unnötig und bedenklich (conceivably harmful) ist.[38]

Ein Teil der vorgenannten Einzelheiten ist geeignet, die geplanten Schritte der WHO zur Masern-Eradikation zu begründen. Andere weisen auf die Verbesserung der Immunität bei weiter zirkulierenden Masernviren hin – sowohl in Ländern hoher Kindersterblichkeit als auch in einem Land wie Deutschland. Dass die Geimpften auf lange Sicht gesünder als die Masernüberlebenden sind, hat sich nicht ergeben. Eher muss bedacht werden, dass nach einer Masernausrottung und Beendigung der Impfkampagne ein gesundheitlicher Nachteil durch die unvollständige Immunisierung entstehen kann. Dasselbe gilt auch für die Ausrottung anderer Infektionen wie z.B. Röteln. Verständlich wird die Sorge vor Maserneinschleppung in Ländern mit fortgeschrittener Masern-Elimination wegen der dort absinkenden Masern-Immunität. Zuerst trifft dies dann die Säuglinge mit unzureichendem Nestschutz.

Zahl weltweiter Maserntodesfälle

Seitens der WHO wird die jährliche Zahl weltweiter Maserntodesfälle jetzt auf eine halbe Million geschätzt. 1998 wurden noch eine Million angenommen. Dieser Erfolg ist wesentlich den Impfkampagnen in Schwarzafrika zu verdanken. Es ist aber deutlich, welches Gefälle zwischen dem Hilfsbedürfnis der afrikanischen und westlichen Länder hinsichtlich Maserntodesfälle und -schädigungen besteht; umgekehrt, welches Gefälle im Aufwand, einen Maserntodesfall hier oder dort zu vermeiden.

An der Masern-Impfung wird beispielhaft das Problem deutlich, wie eine entwicklungsgeschichtlich hohe Fähigkeit, Krankheiten zu überwinden und sogar einen Nestschutz für Neugeborene weiterzugeben, ungenutzt bleibt und verloren geht.

Bedenkenswertes

Wer heute noch auf die Masern-Impfung für sich und seine Kinder verzichtet, sollte sich Folgendes klarmachen: Während der Ansteckungsfähigkeit kann man den nur Geimpften, sofern sie erfolgreich geimpft wurden, durch Kontakte einen wesentlich besseren Schutz vermitteln. Eine Begegnung mit Säuglingen und Kleinstkindern kann jedoch für diese eine besondere Gefahr bedeuten (s. S. 67). Die eigene Erkrankung verläuft mit zunehmendem Alter schwerer.

10. Röteln

Die Krankheit

Röteln sind in der Regel eine harmlose Virusinfektion mit einem Hautausschlag. Sie können aber zu Missbildungen (Embryopathie) eines Kindes führen, wenn dessen Mutter in der Frühschwangerschaft Röteln durchmacht.

Symptome

Nach kurzem, mildem Katarrh (Schnupfen und Husten) treten ein feinfleckiger Hautausschlag am Kopf und vorzugsweise Rumpf sowie charakteristische Lymphknotenschwellungen im Bereich des Nackens, begleitet von meist mäßigem Fieber, auf. Im Erwachsenenalter kann es bei Frauen zu rheumatischen Beschwerden kommen. Vereinzelt wurde von Hirnentzündungen mit gutem Ausgang berichtet. Mit dem Rötelnausschlag werden oft andere Hautausschläge verwechselt. Im Zweifelsfall können nur Blutuntersuchungen Klarheit bringen.

Röteln-Embryopathie

Neugeborene mit einer Röteln-Embryopathie können einzelne oder mehrere Fehlbildungen aufweisen wie Taubheit, Blindheit, Herzfehler, Gedeihschwäche (Dystrophie), Wachstumsrückstand und andere.

Inkubation und Übertragung

Tröpfcheninfektion

Die Übertragung der Viren geschieht durch Tröpfchen in der Ausatemluft. Nur in Kasernen und anderen ähnlich beengten Wohn- oder Lebenssituationen ist die Durchseuchung bei einem Ausbruch hoch, im familiären Kontakt infizieren sich nur etwa die Hälfte der Empfänglichen, etwa zwei Drittel aller Infizierten immunisieren sich stumm.[1,2] Die Inkubationzeit von der Ansteckung bis zum Ausbruch des Ausschlages beträgt 14 bis 21 Tage. Ansteckend ist der Betroffene selbst von etwa 7 Tage vor bis 7 Tage nach Ausschlagbeginn. Die Immunität aus der Ansteckung mit Rötelnviren gilt als gut.

Säuglinge mit angeborenen Röteln (s. unten) können viele Monate hochansteckend sein!

Epidemiologie

Die Erkrankung pflegte bevorzugt im Frühjahr und Herbst bei Kindern zwischen 5 und 9 Jahren aufzutreten mit epidemischen Höhepunkten etwa alle 7 bis 10 Jahre. In weitgehend und früh durchimpften Bevölkerungen verschiebt sich die selten gewordene Erkrankung auf das Jugend- und frühe Erwachsenenalter.

Verschiebung des Erkrankungsalters

Röteln in der Schwangerschaft

Das Risiko einer Embryopathie, d.h. Organentwicklungsstörung des Embryos, besteht vor allem in den ersten vier Schwangerschaftsmonaten, wenn die Mutter – erkennbar oder unbemerkt – mit Rötelnviren infiziert ist. Zwischen 1. und 11. Schwangerschaftswoche werden heute 65 bis 85 % Fehlbildungen angegeben. Gehäuft kommt es auch zum Absterben und Abort des Kindes. Auch nach dem vierten Schwangerschaftsmonat wird noch von Mikrozephalie und gehäufter Schwerhörigkeit berichtet.[1] Die schwangere Frau kann sehr selten auch eine Zweitinfektion mit Röteln durchmachen. Auch hierbei wird das Kind nicht immer infiziert und muss selbst dann nicht immer einen Schaden erleiden. Da aber durch Untersuchungen am Kind in diesen Monaten der Organausbildung nur die Infektion, nicht aber die Schädigung des Kindes festzustellen ist, besteht die Gefahr, dass auch gesunde und nicht nur geschädigte Kinder abgetrieben werden.

Frühschwangerschaft

nach dem 4. Monat

Vor Einführung der allgemeinen Impfempfehlung waren in Deutschland durch die ungehinderte Viruszirkulation etwa 85% der Frauen im Alter von 15 bis 20 Jahren schon durch eine Infektion in der Kindheit immun.[3] Die Embryopathierate betrug damals in Mitteleuropa 1 bis 4 auf 1.000 Lebendgeborene. Der starke Rückgang war zunächst vorwiegend auf die Zunahme von Schwangerschaftsunterbrechungen wegen Röteln und nicht nur auf den Einfluss der Impfung zurückzuführen.[3]

frühere ungehinderte Viruszirkulation

Von 314 Kindern der Kölner Gehörlosenschulen mussten 1992 bis 1993 noch 20 Kinder (6,7 %) als rötelngeschädigt eingestuft werden.[4]

Die Impfung

Seit 1969 gibt es einen Lebendimpfstoff gegen Röteln. In Deutschland wird seit 1979 ausschließlich der Stamm Wistar RA 27/3 verwendet.

öffentliche Impfempfehlung

Die allgemeine öffentliche Empfehlung der Röteln-Impfung lautet gegenwärtig in Deutschland: Die 1. Impfung zwischen dem 12. und 15. Lebensmonat und eine Wiederholungsimpfung 4 Wochen nach der Erstimpfung, und zwar immer in Verbindung mit Masern- und Mumps-Impfstämmen. Für alle bis dahin noch nicht Geimpften wird eine Impfung im Alter von 11 bis 18 Jahren empfohlen.

Besonderheit: Bei konzeptionsfähigen Frauen soll die Impfung nur bei geprüft fehlenden Antikörpern und mit dreimonatigem Konzeptionsschutz erfolgen.

passive Impfung

Die passive Impfung: Hatte eine ungeschützte Schwangere (d.h. bei Kontrolle des Serums finden sich keine Antikörper) Kontakt mit einem Röteln-Ansteckenden, so kann sie unter Umständen mit Röteln-Immunglobulin vor der eigenen Infektion und deren Übertragung auf das Kind geschützt werden. Meistens verlaufen Ansteckungen aber unerkannt und die Wirksamkeit des Immunglobulins ist nicht gesichert.

Zur Wirksamkeit

Impfversagen möglich

Wie bei allen Impfungen ist auch nach einer Wiederholung der Impfschutz nicht so gut wie die Immunität nach einer Röteln-Wildvirusinfektion. Es gibt primäre und besonders in der Schwangerschaft sekundäre Impfversager. Primär ist das Versagen, wenn die Impfung nicht angegangen ist, sekundär, wenn trotz erfolgreicher Impfung später eine Infektion auftritt (vgl. auch S. 69). Allerdings scheint das Risiko eines kindlichen Schadens bei sekundärem Impfversagen eher gering zu sein.[5-7] Rötelnansteckungen oder Rötelnschutz in der Schwangerschaft können nur durch Untersuchung der mütterlichen Antikörper festgestellt werden.

viele Kinder nicht geschädigt

Es gibt viele Kinder, die trotz Rötelninfektion in der Schwangerschaft sowohl bei Wiederansteckung der Mutter als auch bei Erstinfektionen nicht krankheitsgeschädigt sind, denn eine Infektion des Embryos bedeutet nicht eine sichere Schädigung. Dennoch wird die Mehrzahl von ihnen abgetrieben. Daneben gibt es Frauen und Eltern, die auch ein behindertes Kind anzunehmen bereit sind.

Wenn, wie in Österreich über etliche Jahre, die Röteln-Impfung nur den Mädchen vor der Pubertät angeboten wird, ist durch freie Ansteckungsmöglichkeit im Kindesalter eine bessere und stabilere Immunität gegen Röteln vorhanden, als wenn das Wildvirus in früh durchimpften Bezirken seltener wird und dann relativ mehr die Jugendlichen und Erwachsenen trifft. Dieses Konzept der ausschließlichen Impfung der Mädchen vor der Pubertät wurde 1992 von Prof. Huber[8] noch sehr einleuchtend begründet. Es wurde wissenschaftlich und in der Öffentlichkeit nicht abgestritten, sondern durch Mehrheitsbeschlüsse in den Impfgremien übergangen.[9,10]

Impfung der Mädchen vor der Pubertät

Von Seiten der Impfexperten wird im angelsächsischen Raum bereits die Elimination und auch die Eradikation des Rötelnvirus diskutiert, angestrebt und durch große Studien ihre Realisierungsmöglichkeit geprüft.[11-13] Die Bestrebungen zur Masern-Eradikation erleichtern die Verwirklichung dieses Zieles in den Regionen, in denen beide Impfstoffe gemeinsam verabreicht werden. Dies ist allerdings erst bei einer 93- bis 95%igen Durchimpfungsrate für eine Region realistisch und weltweit derzeit noch utopisch.

Diskussion der Ausrottung

Nebenwirkungen

Wie bei den normalen Röteln kann es gelegentlich nach der Impfung zu rheumatischen Beschwerden kommen. Dass diese in ein chronisches Rheuma übergehen können, wird mehrfach infrage gestellt.[12,14-17]

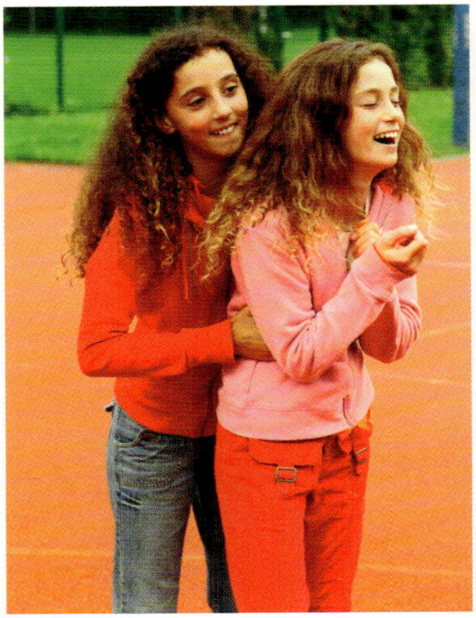

Bei Heranwachsenden und jungen Frauen sollte geprüft werden, ob sie genügend Antikörper gegen Röteln haben. Den besten Schutz erhält man, wenn man die Rötelnerkrankung durchmacht. In einem Alter, in dem Schwangerschaft noch kein Thema ist, kann es also sinnvoll sein, den Kontakt zu Erkrankten zu suchen – auch wenn man schon geimpft ist.

Ausblick

sich des Risikos und der Tragweite bewusst sein

Jede Frau, auch als Heranwachsende, muss vor einer möglichen Schwangerschaft unabhängig von ihrem bisherigen Impfstatus so informiert sein, dass sie sich des Risikos und der Tragweite einer Röteln-Erkrankung in der Schwangerschaft bewusst ist. Dann kann sie sich zur Röteln-Impfung im angemessenen Zeitraum entscheiden. Solange es noch Röteln gibt und sie noch nicht schwanger ist und sein will, wird sie den Kontakt mit Röteln-Erkrankten eher suchen.

Antikörperuntersuchungen

Man kann den Einwand machen, dass die Mädchen und Frauen nicht ausreichend bereit seien, sich impfen zu lassen. Das ist jedoch ein Mangel an «sprechender Medizin», der sich durch objektiv aufklärende schulärztliche Aktivitäten und das allgemeine Angebot von Antikörperuntersuchungen – auch bei den Geimpften, die alle nicht wissen, ob sie einen Schutz haben – beheben lässt. Gleiches gilt für Frauen nach dem Schulalter: Sie haben ein Interesse zu wissen, ob sie geschützt sind. Und der Einwand, der Test sei zu teuer, ist dann auch hinfällig: Er wird schon bezahlbar bei großer Nachfrage.

11. Mumps

Die Krankheit

Mumps* ist eine fieberhafte Viruserkrankung, die meist an den schmerzhaft entzündlichen Schwellungen der Ohrspeicheldrüsen erkannt wird.

Übertragung, Inkubation und Empfänglichkeit

Ansteckung durch Tröpfchen und Speichel

Zur Ansteckung führen virenbeladene Tröpfchen der Ausatemluft oder Speichelkontakt. Die Inkubationszeit beträgt 12 bis 25 Tage, im Mittel 18 Tage. Nach einer möglichen Ansteckung muss man mit *ei-*

* Dies ist eine aus England übernommene Bezeichnung mit z. Zt. noch deutscher Aussprache

gener Ansteckungsfähigkeit im Zeitraum zwischen 1½ und 4 Wochen rechnen, auch wenn man selbst keine Mumpssymptome hat. Vom Tag der ersten Krankheitszeichen an gerechnet sind es 3 bis 7 Tage vor bis höchstens 9 Tage nach Beginn der Zeichen.

Immunität

Bis zu einem Viertel aller nicht immunen Personen sind dennoch unempfänglich für eine Mumpsinfektion. Von den restlichen Infizierten immunisieren sich bis zu einem Drittel ohne Symptome und sind dennoch ansteckend.[1] Allerdings ist die Immunität bei Mumps nicht zuverlässig: Man kann ein zweites Mal erkranken.

Symptome

Nach uncharakteristischen Vorzeichen schwellen die Ohrspeicheldrüsen nacheinander schmerzhaft an. Sie liegen unter und vor den Ohren. Typisch sind die abstehenden Ohrläppchen. Innerhalb einer Woche verschwindet die Schwellung wieder. Das Fieber kann mehrere Tage hoch sein. Ein anfänglicher Fieberkrampf ist *nicht selten*. Auch die anderen Speicheldrüsen am Unterkiefer sowie die Bauchspeicheldrüse können mitbefallen sein. Ferner tritt *oft* eine Hirnhautentzündung (nicht eitrig!) mit Kopf-, Nacken-, Rückenschmerzen auf. Sie folgt meist der Drüsenschwellung, kann aber auch vorher oder ohne diese erscheinen. Sie heilt ohne Antibiotika und in aller Regel ohne Folgen aus.

Komplikationen

Männliche Patienten *nach der Pubertät* erkranken *sehr häufig* an Hodenentzündungen, in der Mehrzahl einseitig; die Bedeutung für eine vollständige Unfruchtbarkeit wird als gering angesehen.[2,1] Selten kommt es zu plötzlichem vorwiegend einseitigem, starkem Hörverlust (Schätzungen bei 1:10.000 Mumpsfällen). Eine sehr seltene schwere Hirnentzündung hinterlässt oft Dauerschäden. Im ersten Drittel der Schwangerschaft kommt es bei Mumps oft zu Aborten, nicht aber zu Missbildungen.

Die Impfung

Die öffentliche allgemeine Impfempfehlung der STIKO ist dieselbe wie bei Masern und Röteln. Eine Mumps-Impfung ist nur noch zusammen mit Masern und Röteln möglich.

Wirksamkeit

In der westlich orientierten Welt gab es mehrere zugelassene Impfvirusstämme, die ungefähr vor 40 Jahren entwickelt wurden. Einer von ihnen (Urabe) musste wegen unerwünschter Nebenwirkungen zurückgezogen werden. Durchgesetzt hat sich der Stamm Jeryl Lynn. Erfassbare Kurzzeit-Nebenwirkungen sind selten, wenn man leichte Parotisschwellungen als Impfeffekt unberücksichtigt lässt.

Verlagerung ins Schul- und Jugendalter

In den vergangenen 20 Jahren trat Mumps in den Regionen mit hoher Durchimpfungsrate seltener auf, und die Erkrankungen verlagerten sich ins Schul- und Jugendalter. Aus denselben Gründen wie bei der Masern-Impfung gab es in der Folge verschiedentlich Kleinepidemien, und zwar trotz hoher Durchimpfung.[3,4,5]

Deshalb wurde in etlichen reicheren Ländern die Wiederimpfung angesetzt.

Bei der allgemeinen Einführung der Masern-Mumps-Röteln-Impfung 1981 wurde die Mumpskomponente auch von einigen Fachleuten mehr als «Mitfahrgelegenheit» denn als unbedingt wichtige Maßnahme angesehen. Die WHO hat erst 1991 im Rahmen des erweiterten Impfprogramms die Elimination des Mumps in Europa als Ziel verkündet.[1]

hohe Kosten des Impfstoffs

In den Entwicklungsländern war die Mumps-Impfung zumindest bis 1995 «für die WHO kein Thema», weil die Erkrankungen dort im Kindesalter «relativ geringe gesundheitliche und ökonomische Auswirkungen haben». Infolge der relativ hohen Kosten des Mumps-Lebendimpfstoffes wird deshalb «die Mumps-Epidemiologie weltweit in zwei Lager gespalten». In den Industrieländern sei «der ökonomische Nutzen ausgewiesen», im Rest der Welt sei an «eine Elimination des Mumps … aus Kostengründen vorläufig nicht zu denken».[1]

Bemerkenswert ist, dass wesentliche Gründe für die Altersverschiebung der Krankheit in den Industrieländern die Isolierungsvorschriften der Kindergärten und Schulen sowie die allgemeine Impfung sind und sein werden, sodass der Mumps jetzt seltener Zuwendung braucht, aber gefährlicher wird. Unberücksichtigt bleibt bei all diesen Maßnahmen, dass – wie bei Masern und Röteln – die Geimpften durch Ansteckung mit Wildviren die besten Chancen eines dauerhafteren Schutzes erhalten.

Schutz durch Wildviren

Im Übrigen ist bekannt, dass es im Rahmen der hohen Durchimpfraten fast unmöglich wird, die Güte des Impfschutzes zu berechnen. Gleichzeitig wird festgestellt, dass klinische Wirksamkeitsstudien von Mumps-Impfstoffen heute «schon aus ethischen Gründen kaum mehr möglich» seien.[1] Damit ist gemeint: Im Rahmen einer Studie ist es nicht vertretbar, eine Gruppe planmäßig nicht zu impfen, weil einige von ihnen durch Mumps einen Schaden erleiden könnten. (Vgl. aber die fehlende Motivation in Ländern der Dritten Welt, aus Kostengründen die Impfung zu empfehlen.)

12. Windpocken und Gürtelrose (Varizellen und Zoster)

Die Krankheit Windpocken/Varizellen

Windpocken (= Wasserpocken) verbreiten sich durch die Luft und sind bei Kindern in der Regel eine harmlose Erkrankung mit verstreuten juckenden Bläschen am ganzen Körper.

Verbreitung durch die Luft

Symptome, Verläufe, Gefahren

Etwa 2 bis 3 (bis 4) Wochen nach Ansteckung entstehen innerhalb von 2 bis 5 Tagen schubweise am ganzen Körper auf roten Knötchen streichholzkopfgroße Bläschen. Sie jucken, platzen rasch und verkrusten. Die Haut erinnert an eine Sternkarte. Auch Schleimhäute sind betroffen. Fieber ist nicht obligat und klingt rasch ab. Oft erinnern noch einige Zeit blasse Närbchen an die Krankheit.

Im Jugend- und Erwachsenenalter nehmen Schwere der Krank-

immungeschwächte Menschen

heit und Komplikationen zu. Kinder mit Neurodermitis können ausgeprägte Verläufe entwickeln. Immungeschwächte Menschen sind durch die Krankheit gefährdet und bedürfen unmittelbar nach Ansteckungsverdacht ärztlicher Beratung und Behandlung, wenn sie noch keine Windpocken hatten. Eine seltene Komplikation (ca. 1: 4.000) ist die Kleinhirnentzündung mit Schwindel und unsicherem Gang, aber ohne Folgen. Weitaus seltener (ca. 1:25.000) kann einmal eine Entzündung des Großhirns mit Lähmungen und Ertaubung auftreten. – Erkrankt eine Schwangere an Windpocken, kann es bei etwa 2% der Kinder zwischen der 8. und 21. Woche zu schweren Defekten kommen.[1]

Schwangere

Die Impfung

verschiedene Impfstoffe

Seit Juli 2004 ist die Varizellen-Impfung von der STIKO allgemein empfohlen. Sie ist eine Lebendimpfung und kann zeitgleich zur Masern-Mumps-Röteln-Impfung oder im Abstand von 4 bis 6 Wochen erfolgen. Bisher gab es zwei Einzelimpfstoffe gegen Varizellen, Varivax, mit Zulassung frühestens ab dem vollendeten 12. Lebensmonat, und Varilrix, mit Zulassung ab 9 Monaten. Bis zum vollendeten 13. Lebensjahr reicht eine Injektion. Erst wenn man später impft, werden zwei Injektionen empfohlen. Im August 2006 kam ein Vierfach-Impfstoff auf den Markt, Priorix-Tetra, der alle vier Lebendimpfungen zusammen enthält (MMRV). Dieser Impfstoff ist auch schon ab 9 Monaten zugelassen. Bezüglich seiner Anwendung verweist die STIKO auf die Fachinformationen des Herstellers. Sicherlich werden zwei Impftermine benötigt wie bisher bei der MMR-Impfung.

Gelegentlich kann sich nach der Varizellen-Impfung ein leichter Varizellen-Ausschlag zeigen.

immungeschwächte Personen

Das wichtigste Indikationsfeld für die Varizellen-Impfung ist die Risikominderung für immungeschwächte Personen wie z.B. bei Leukämien, Tumorbehandlungen, AIDS u.a. Diese Menschen können zwar oft selbst keine Lebendimpfung erhalten, müssen aber von Personen umgeben sein, die auf Varizellen-Antikörper geprüft und positiv sind.

Die Windpocken-Impfung wurde 1993 in den USA für Kleinkinder eingeführt. Die Begründung war nicht die Gefährlichkeit der Erkrankung, sondern die gesellschaftlichen Kosten durch den Ausfall der Eltern im Arbeitsprozess.[2] Dasselbe Argument wird in Deutschland benutzt.

Die Krankheit Gürtelrose/Zoster

(Zoster: grch. Gürtel, Band)

Es handelt sich um eine seltenere Zweiterkrankung durch dasselbe Virus (VZV = Varicella-Zoster-Virus).

Die VZ-Viren werden vom menschlichen Organismus nach den Windpocken nicht vollständig vernichtet, sondern bleiben ruhend in sensorischen Ganglienzellen (Empfindung vermittelnde Nervenzellen entlang der Wirbelsäule). Bei besonderen Belastungen – Infektionen, Traumen, Leukämien u.a. – können im zugehörigen Hautbezirk eines oder mehrerer Nerven – meist einseitig – bandähnliche derbe, gedellte Bläschengruppen aufschießen, verbunden mit Fieber und Schmerzen. Meist sind die Nervenareale am Rumpf betroffen. Seltener, aber schwerwiegender ist der Befall im Gesicht an Auge und Ohr.

Viren ruhen in Nervenzellen

Nach Varizellen-Impfung soll die Zoster-Rate erheblich niedriger und der Krankheitsverlauf wesentlich leichter sein als nach natürlichen Windpocken. Es zeigt sich aber, dass der Varizellen-Impfstamm in den Nervenzellen auch weiterbesteht.

13. Frühsommer-Meningo-Enzephalitis (FSME)

Die FSME ist eine Hirnhaut-(Meningo)- und Hirnentzündung (Enzephalitis), die in bestimmten Risikogebieten nach einem Zeckenbiss (auch «Stich» genannt) auftreten kann.

von Zecken übertragen

Symptome und Häufigkeiten

Etwa 3 bis 14 Tage nach einem infektiösen, FSME-Virus-beladenen Biss des Holzbocks (Risiko s. unten) können sich bei 10 bis 30% der

Infizierten grippeähnliche Symptome einstellen. Bei 6 bis 10% (bis 30%) dieser grippal Erkrankten kann es nach einer Pause von einer Woche (bis 20 Tage) zu hohem Fieber, Kopf- und Rückenschmerzen, Übelkeit und Erbrechen kommen sowie evtl. zu stärkeren Bewusstseinsstörungen und Krampfanfällen. Bei Kindern finden sich überwiegend gutartige Formen einer Hirnhautreizung (virale Meningitis). Bei Erwachsenen sind schwere Verläufe nicht selten und können bleibende Schäden hinterlassen oder auch zum Tode führen.[1]

bei Erwachsenen nicht selten schwere Verläufe

Diese Krankheit darf nicht mit der auch von Zecken übertragenen und viel verbreiteteren *Borreliose* verwechselt werden. Gegen die Borreliose gibt es noch keine Impfung.

Vorkommen und Übertragungswege

Die mitteleuropäische FSME tritt verstreut über die Landschaft oder herdförmig z.B. in bestimmten Tälern auf, immer aber in busch- und waldreichen Feuchtgebieten unterhalb 900 Höhenmetern. In Europa sind dies hauptsächlich die baltischen Länder, Russland, Polen, Tschechien, die slowakische Republik, der Balkan, Österreich, Deutschland und Schweden. Kleine Herde finden sich in der Schweiz, Finnland, Italien und Griechenland. Großbritannien, Portugal, Spanien und die Beneluxländer sind derzeit frei davon. Die in den letzten Jahren in (Mittel-)Europa aktiven Herde sind auf der Karte S. 85 eingetragen.

betroffene Länder

Voraussetzung für das FSME-Auftreten ist ein virusverseuchtes Kleintierreservoir, besonders Mäuse und andere Kleinsäuger, die selbst nicht erkranken. Die Zecken, auch als Larven und Nymphen bezeichnet, saugen Blut aus ihren Wirten, um sich weiterzuentwickeln bzw. Eier legen zu können. Sie suchen sich jeweils auf hohem Gras, Stauden und Buschwerk mittels des sog. Haller'schen Sinnes-

hohes Gras, Stauden und Buschwerk

Vorkommen von FSME. Nach einer farbigen Karte von Baxter Vertriebs GmbH, Wien, verkleinert. Die dunkleren Flächen zeigen das Vorkommen von FSME in den letzten Jahren an. Von den östlichen Ländern liegen keine Zahlen vor. (Vgl. Original unter www.baxter.at) →

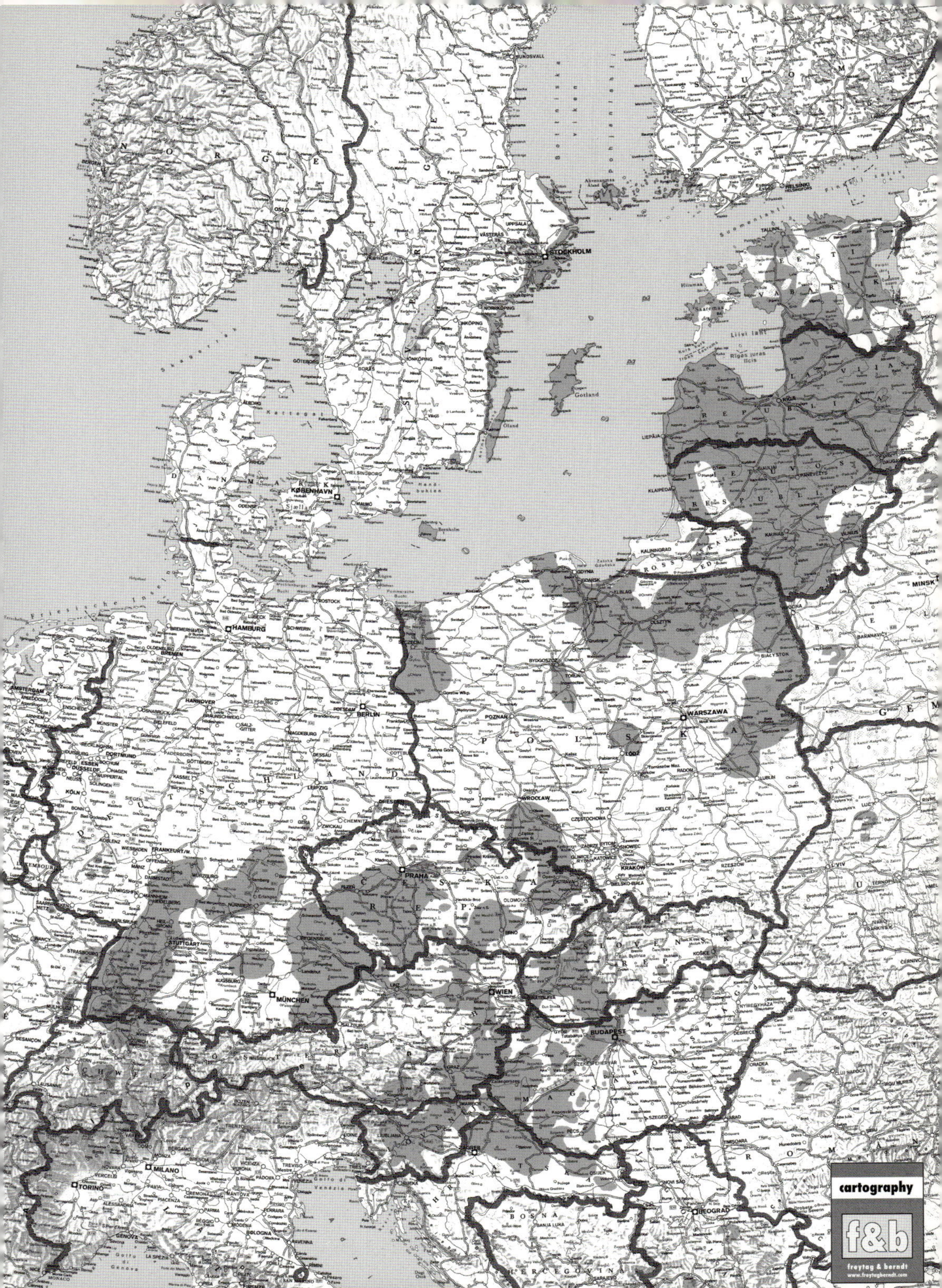
STOCKHOLM
OSLO
GÖTEBORG
KØBENHAVN
MALMÖ
HELSINGBORG
UPPSALA
VÄSTERÅS
HELSINKI
TALLINN
RIGA
Gotland
Öland
LIEPĀJA
KLAIPĖDA
KAUNAS
VILNIUS
KALININGRAD
GDYNIA
HAMBURG
BERLIN
WARSZAWA
POZNAŃ
WROCŁAW
ŁÓDŹ
KRAKÓW
PRAHA
WIEN
BUDAPEST
MÜNCHEN
STUTTGART
MILANO
TORINO
ZAGREB
LJUBLJANA
SZEGED
BEOGRAD
cartography
f&b
freytag & berndt

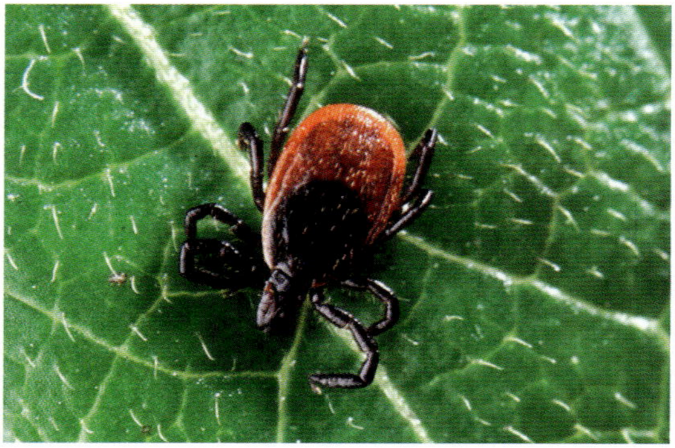

Zecken ernähren sich von Blut – und können dabei zwei Krankheiten auf den Menschen übertragen: die Frühsommer-Meningo-Enzephalitis und die Borreliose. Vor dem Biss sind die Zecken noch winzig klein. In vollgesaugtem Zustand können sie ein Vielfaches ihrer ursprünglichen Größe annehmen.

organs den neuen Wirt. Dieses Organ reagiert auf Wärme, Buttersäuregeruch oder mechanischen Reiz und veranlasst das Tier, sich fallen oder abstreifen zu lassen. Der Speichel der Zecken enthält schmerz-, entzündungs- und gerinnungshemmende Substanzen und eventuell die FSME-Viren.

Häufigkeit in deutschen Endemiegebieten

In deutschen Endemiegebieten, Bayern, Baden-Württemberg und Hessen, fanden sich die Viren in lokal sehr unterschiedlicher Häufigkeit bei 0,2 und 2 % der eingesammelten Zecken. Die früheren Endemiegebiete der neuen Bundesländer sind gegenwärtig nicht aktiv.

Die Wahrscheinlichkeit, in einem sog. Hochrisikogebiet nach Zeckenbiss zu erkranken, wurde 1993 mit 1:600 bis 1:1.000 Bissen angegeben. Im Hochrisikogebiet Dreisamtal wurde das Risiko 1999 mit 1:1.000 bis 1:2.000 angegeben.[2]

Infektionsrisiko

Nach Beruf und Lebensgewohnheiten unterteilt haben Land- und Forstarbeiter, Pilze- und Beerensammler ein höheres Risiko, sich zu infizieren. Der größte Anteil der Erkrankten wurde aber bei Freizeitaktivitäten gebissen. Selten kommen Zecken auch über Haustiere in die Wohnungen. Ziegen können ohne selbst zu erkranken das Virus längere Zeit mit der Milch ausscheiden, was zum sog. biphasischen Milchfieber führen kann, wenn die Milch vor dem Verzehr nicht erhitzt wird.[1]

Impfungen

FSME-Impfempfehlungen gelten nur für Risikogebiete allgemein und besonders für Land- und Forstarbeiter usw. (sog. Indikationsimpfung).

Vorsorgliche aktive Immunisierung

Seit 1976 gibt es eine Schutzimpfung mit Formalin-inaktivierten FSME-Viren. Zur Grundimmunisierung zählen drei Impfungen: die erste und zweite folgen im Abstand von 2 Wochen bis 3 Monaten aufeinander, die dritte soll nach 9 bis 12 Monaten folgen. Zur Auffrischung des Schutzes können einzelne Impfungen 3 bis 8 Jahre nach der letzten Impfung erfolgen. Hat man es eilig, so gilt ein Schnellimpfungsschema: 1., 7. und 21. Tag und eine Auffrischung nach einem Jahr.

Schnellimpfungsschema

Der gegenwärtig in Deutschland verfügbare Impfstoff ist ab dem 12. Lebensjahr für Personen zugelassen, die sich dauernd oder vorübergehend in FSME-Gebieten aufhalten. Ein anderer, der auch mit einer Kinderdosierung im Handel war, ist seit 2002 erneut erhältlich.

Bewohner eines FSME-Risikogebietes müssen (so die Firmeninformation), wenn sie ihren Impfschutz erhalten wollen, alle 3 Jahre eine Auffrischungsimpfung durchführen lassen, es sei denn, eine Antikörperuntersuchung zeigt noch eine schützende Höhe an.

Auffrischung

Personen, die außerhalb eines Endemiegebietes leben und nur ihren Urlaub in einem Endemiegebiet verbringen wollen, können sich noch 8 Jahre nach der Grundimmunisierung ihren Schutz wieder auffrischen lassen.

Die Impfung wirkt nicht gegen andere durch Zecken übertragbare Krankheiten wie die viel häufigere Borreliose oder andere seltene Krankheiten (Ehrlichiose, Babesiose).

Die passive Impfung mit FSME-Immunglobulin

Das Immunglobulin ist angeblich der Aktiv-Impfung in der Wirkungssicherheit unterlegen.

Ab vollendetem 14. Lebensjahr und im Erwachsenenalter kann FSME-Immunglobulin vorbeugend gegen eine FSME gegeben wer-

Immunglobulingabe

den. In den Muskel eingespritzt vermag es für etwa 4 bis 6 Wochen den Ausbruch einer FSME zu verhindern, wenn es bis 96 Stunden nach einem Zeckenbefall gespritzt wird. *Nach* Zeckenbiss werden bei einer 60 kg schweren Person 12 ml des Präparates verabfolgt, *vor* der Reise und bei niedrigerem Gewicht weniger (2 ml pro 10 kg Körpergewicht, die größeren Mengen werden tunlichst in zwei Injektionen geteilt).

Für Kinder ist die vorsorgliche Gabe von Immunglobulin nicht angezeigt, weil nach dessen Anwendung mehrfach ungewöhnlich schwere FSME-Verläufe aufgetreten waren. Es ist unklar, wie diese zustande kommen konnten.

Andere vorbeugende Maßnahmen

helle, schützende Kleidung

In aktuell mit FSME-Erkrankungen belasteten Gebieten empfehlen sich als Kleidung langärmelige Hemden, lange Hosen, deren Enden in die Socken gesteckt werden, hellfarbene Kleidung, auf der die Zecken rasch zu erkennen sind.

Zecken möglichst bald entfernen

Saugende Zecken sollen möglichst bald schonend entfernt werden. Zwar geschieht die Ansteckung mit FSME schnell, doch kann einer etwaigen Borreliose-Infektion noch bis 8 Stunden nach Festbeißen wirksam vorgebeugt werden: Recht gut lassen sich die Zecken meist mit einer «Zeckenkarte» heraushebeln, wie man sie in Apotheken bekommt. Ansonsten kann man die Zecke auch mit der eigenen Fingerbeere, mit einem Zündholz oder Zahnstocher sanft trudeln, bis sie «entnervt» loslässt; oder sie wird mit einem spitzen sauberen Messer sanft ausgehebelt. Wenn man eine Zeckenpinzette verwendet, sollte man darauf achten, dass der gefüllte Balg der Zecke nicht gequetscht wird.

Nelkenöl (Aetheroleum caryophylli) hat sich als abweisendes Mittel (Repellent) bewährt. Es soll in kleinen Tupfen mehrmals täglich außen auf die Kleidung aufgetragen werden und schützt unter anderem auch vor Stechmücken.

Im hohen Gras sollte man besonders in den Risikogebieten (siehe Karte auf Seite 85) immer auch auf Zecken achten. Auf heller Kleidung kann man sie leicht entdecken und entfernen, bevor sie Schaden anrichten können. Haben sie sich bereits in der Haut festgesaugt, ist eine «Zeckenkarte» zu empfehlen, wie man sie in Apotheken bekommt. Mit ihr kann man die Zecke heraushebeln, ohne sie zu quetschen.

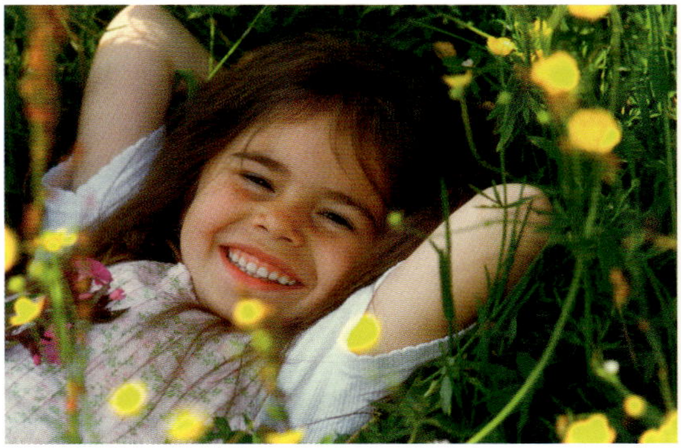

Bewertung der Risikogebiete und der Impfung

eventuell vorgetäuschte Virusfreiheit

Die Einteilung der süddeutschen Landkreise in Hochrisiko-, Risiko- und freie Gebiete täuscht unter Umständen in einem «weißen» Bereich Virusfreiheit vor, während in Wirklichkeit eine hohe Durchimpfung vorliegt und dadurch keine Erkrankungen auftreten. Nur flächendeckende Virusuntersuchungen an Zecken oder noch besser an Mäusen könnten das Risiko einer FSME-Erkrankung in einem bestimmten Gebiet nachweisen. Beides sind recht aufwändige Untersuchungen.

Nach den zur Zeit bekannten seltenen und meist günstig verlaufenden FSME-Erkrankungen bei Kindern hat die Impfung u.E. für sie bei Einhaltung der übrigen Vorsorge keinen hohen Stellenwert. Es besteht aber eine Tendenz, in Endemiegebieten die Impfung schon im 2. Lebenshalbjahr zu empfehlen.

Hinweis zu den Indikations- und Auffrischimpfungen

Alle bisher genannten öffentlichen Impfempfehlungen finden sich im Impfkalender der STIKO auf S. 98 (mit Ausnahme von FSME). Alle weiteren Empfehlungen sind von der STIKO in einer Tabelle der Indikations- und Auffrischungsimpfungen zusammengefasst, die ab S. 165 vereinfacht abgedruckt ist. Eine ausführliche Abhandlung der Indikationsimpfungen würde den Rahmen dieses Buches sprengen und muss dem ärztlichen Aufklärungsgespräch vorbehalten bleiben.

Nun folgen aus Gründen der Übersicht zusammengefasste Informationen über Begleitstoffe in den Impfampullen und über Nebenwirkungen der Impfungen.

Begleitstoffe und Rückstände in den Impfampullen

Gründe für Begleitstoffe

Außer den arzneilich wirksamen Bestandteilen enthalten die Impfstoffe noch Rückstände aus dem Herstellungsprozess in sehr kleinen Mengen. Andere Substanzen sind am Ende der Herstellung hinzugefügt worden, um die Wirksamkeit zu steigern, die Stabilität oder Haltbarkeit und Verträglichkeit zu verbessern. *Eine zusammenfassende Liste findet sich auf S. 162ff.* Die vollständige Zusammensetzung ist den Fachinformationen der Hersteller zu entnehmen. Eine Monographie der Bewertung und Differentialdiagnose von Impfreaktionen liegt von Ute Quast und Mitarbeitern vor.[1] An dieser Stelle werden nur die bekannteren der diskutierten Stoffe in den gebräuchlichen Impfstoffen genannt.

Aluminiumverbindungen

Aluminiumverbindungen als Hydroxid und/oder Phosphat werden in feinster Verteilung zur Adsorption (Haftung) des Wirkstoffes hinzugefügt. Dadurch verlängert sich die Immunanregung bei der aktiven Immunisierung (sog. Adsorbat-Impfstoffe). Bezogen auf den Aluminiumgehalt handelt es sich um 0,5 mg pro Ampulle. Diese Verbindungen finden sich

in allen aktiven Diphtherie- und Tetanus-Impfstoffen, ferner bei
FSME- und den
Hepatitis-A- und -B-Impfstoffen.

Gesamtbelastung

Aluminiumverbindungen gelten als ungiftig. Allerdings sind es Fremdstoffe, mit denen der Organismus nichts anfangen kann. Sehr selten entstehen Granulome, d.h. Zellwucherungen, mit denen der Organismus «den Fremdkörper» umgibt, oder sterile Abszesse. Die Gesamtbelastung der Aluminiumzusätze beträgt bis zum 14. Lebensmonat ohne Hepatitis-B-Impfung 3,8 mg, mit Hepatitis-B-Impfung 9,6 mg.

Formaldehyd

Formaldehyd dient der «Inaktivierung» der Erreger oder Toxine bei den meisten Totimpfstoffen. Bei einfachen Hib-Impfstoffen wird es nicht gebraucht. Formaldehyd ist einerseits ein Zellgift, andererseits im intermediären Eiweißstoffwechsel des Organismus eine Durchgangssubstanz, die sofort weiterverarbeitet wird.

Im Herstellungsprozess wird es weitgehend wieder entfernt. «Die verbliebenen minimalen Mengen sind strukturgebunden und werden angeblich innerhalb von 1 bis 2 (!) Sekunden im Stoffwechsel verarbeitet und aus dem Körper eliminiert» (d.h. entfernt).[2] Im Körpergewebe beträgt die Konzentration 3 bis 12 µg pro Kilogramm.[3] Demnach ist die Konzentration nur am Ort der Injektion anfangs etwa 2.000-fach höher als im normalen Gewebe. Deklarierungspflichtig wäre es ab 0,05 mg pro Ampulle. Dennoch geben einige Firmen die Konzentration an: Bei Tetanol und Td-pur findet sich die Angabe < 1 µg (d.h. weniger als ein Tausendstel Milligramm), bei Revaxis lt. telefonischer Nachfrage max. 26 µg pro Ampulle, bei Encepur < 5 µg, bei Begrivac max. 0,05 mg (= 50 µg), bei VAQTA K < 0,8 µg. Teilweise findet sich die Angabe: «in Spuren». Die Mengenangaben beziehen sich auf jeweils eine Impfdosis.

Antibiotikaspuren

Antibiotikaspuren können in den
- Poliomyelitis (IPV)-,
- Masern-Mumps-Röteln (MMR)-,
- Hepatitis-A-,
- Grippe- und
- FSME-Impfstoffen vorkommen.

Wer auf ein bestimmtes Antibiotikum allergisch reagiert, sollte seine Ärzte vor einer Impfung darüber informieren (vgl. Liste S. 164).

Konservierungsstoffe

Konservierungsstoffe sind noch etlichen Impfstoffen zugefügt. Am häufigsten ist 2-Phenoxyethanol (ein Alkohol-Abkömmling), selten Natriumtetraborat.

Quecksilberverbindungen

Kritisiert wurden mit Recht vor allem *Quecksilberverbindungen*. Inzwischen sind sie nur noch in einigen Diphtherietoxoid-Impfstoffen enthalten (s. Liste auf S. 161).

Zellkulturen

Zellkulturen von tierischen oder menschlichen Zelllinien werden für die Viruszüchtung der Lebendimpfstoffe und außerdem für die

Totimpfstoffe gegen Poliomyelitis und FSME benötigt. Von den Kulturen können Substanzspuren in das Endprodukt gelangen.

Polioviren vermehren sich auf Affennierenzellkulturen, auch VERO-Zellen genannt, dabei handelt es sich nach mündlicher Herstellerauskunft um eine international verwendete Zelllinie von Meerkatzen, die seit 20 Jahren verwendet und geprüft werde.

Dies ist allerdings lediglich in den Fachinformationen von Infanrix-IPV + HIB und Revaxis (TdIPV) deklariert.

Vom Menschen stammen die Kulturen für das Röteln- und Hepatitis-A-Virus (sog. humane Zellkulturen, abgekürzt HDC).

Hühnereiweiß

Grippe-(Influenza-)Impfstoffe und auch der Gelbfieber-Impfstoff werden in bebrüteten Hühnereiern produziert. Diese Impfungen dürfen bei Personen mit akuten allergischen Erscheinungen auf Hühnereiweiß nicht durchgeführt werden.

Auf Hühnerfibroblasten-Zellkulturen werden die Masern-, Mumps-, Tollwut-, Grippe- und FSME-Viren vermehrt. Dabei können Spuren von Hühnereiweiß in diese Impfstoffe gelangen.

Allergiker-einschränkung

Für sie gilt die «seltene Allergikereinschränkung»: Bei Personen, die lediglich aufgrund einer Befragung als «allergisch auf Hühnereiweiß» oder aufgrund einer positiven Hauttestung als Hühnereiweißallergiker eingestuft werden, besteht in der Regel kein erhöhtes Risiko für diese Impfungen. *Wer auf Hühnereier mit Nesselsucht (Urticaria), Lippen- oder Kehldeckelödem, Stimmlippen- oder Bronchialspasmus, Blutdruckabfall oder Schock reagiert, soll die Impfung nur unter sorgfältiger klinischer Überwachung und der Möglichkeit einer sofortigen Therapie durchführen lassen* (nach den Formulierungen der STIKO und der Fachinformationen).

Das Sekretariat der STIKO formuliert auf Anfrage im Arzneitelegramm:
«... Ausgehend davon, dass in den in Hühnerfibroblasten produzierten Impfstoffen keine Hühnereiweißproteine nachweisbar sind oder allenfalls geringe Spuren ohne allergische Potenz, gibt es für diese Impfstoffe keine Kontraindikation bei einer klinisch manifesten Hühnereiweißallergie.

Die Mehrheit der schweren allergischen Erscheinungen auf Masern-Mumps-Röteln-Vakzinen tritt bei Kindern, die keine Hühnereiweißallergie haben, auf. Andere allergene Stoffe ... sind für diese ... Reaktionen verantwortlich ... Kinder mit einer Hühnereiweißallergie können sicher mit den vorliegenden in Hühnerfibroblasten produzierten Impfstoffen geimpft werden. ...»[4]

Die Nebenwirkungen nach den Fachinformationen der Hersteller

Dieser Abschnitt umfasst die Nebenwirkungen nur, insofern sie von Seiten der Hersteller mitgeteilt werden und zur Impfaufklärung gehören. Das Thema findet seine Fortsetzung im Teil III ab S. 113.

Für alle Nebenwirkungen ist zu berücksichtigen, dass nur bekannt wird, was mitgeteilt wurde. Dies findet für Ereignisse nach einer Impfung unterschiedlich zuverlässig statt. Z.B. stellte man fest, dass je nach Erfassungssystem bis 5-fach unterschiedliche Häufigkeiten von Nebenwirkungen zustande kamen.[1] Das Vermeiden einer Meldung hängt zum Teil mit dem erheblichen Zeitaufwand und Ärger zusammen, den eine Meldung verursachen kann. Nicht selten scheuen auch die Eltern eine Meldung aus Angst vor eingreifenden weiteren Untersuchungen. Denn diese dienen zu einem großen Teil nicht einem Behandlungsauftrag des Patienten, sondern dem Nachweis, dass die Krankheit kein Impfschaden ist (s. S. 114ff.). Allerdings gehört «der Verdacht einer über das übliche Ausmaß einer Impfreaktion hinausgehenden gesundheitlichen Schädigung» zu den gesetzlichen Meldepflichten des behandelnden Arztes. Und damit entsteht u.U. für die Eltern oder den Impfling ein Konflikt. Denn bei meldepflichtigen «Krankheiten» können *Grundrechte* u.U. eingeschränkt werden.

Meldung von Nebenwirkungen

Als Patient kennt man in der Regel den *Beipackzettel* als *Gebrauchsinformation* der zu Hause eingenommenen Arzneien. Selten bekommt man diesen allerdings bei Impfstoffen zu sehen, da sie meistens vom Arzt direkt bei der Apotheke bezogen werden. Bei Interesse kann er aber vom Arzt erbeten werden. Zum Teil finden sich Angaben über Nebenwirkungen noch etwas ausführlicher in den sog. *Fachinformationen*, die auf Anfrage vom Bundesverband der pharmazeutischen Industrie an Ärzte und Apotheker abgegeben werden.

Beipackzettel

Fachinformationen

Diese Fachinformationen enthalten z.T. noch Fachausdrücke, die für Laien nicht leicht verständlich sind (s. aber S. 94f.!) Sie zeigen sämtliche bekannt gewordenen Symptome und Krankheiten auf, die in Studien bzw. jeweils bis zur Drucklegung bekannt geworden sind, auch wenn ein kausaler Zusammenhang nicht gesichert war und sie sehr selten auftraten.

Aufklärungspflicht

Ärzte sind seit Mai 2000 nach einem Urteil des Bundesgerichtshofes nicht mehr verpflichtet, über alle möglichen seltenen Nebenwirkungen oder Begleiterscheinungen routinemäßig zu berichten, wenn nicht danach gefragt wird (vgl. S. 151). Damit sind sie aus ihrer extrem einseitigen Haftungsverantwortung entlastet. (Die STIKO haftet nicht persönlich.) Andererseits sind die zu Impfenden jetzt in der unangenehmen Situation, Fragen stellen zu müssen, die leicht als Misstrauen gedeutet werden und ihre Entmündigung aufdecken (man muss bitten, dass einem gesagt wird, was in seltenen Fällen noch vorkommen kann).

Gebrauchsinformationen für Impfinteressierte

Einige Hersteller haben eine unkomplizierte Lösung dieses Problems gefunden. Sie entlastet den Arzt und hilft dem für mündig angesehenen Bürger, in Eigenverantwortung zu entscheiden: Die Impfinteressierten finden sich in den Fachinformationen, die gleichzeitig Gebrauchsinformationen sind, angesprochen mit «Liebe Patientin, lieber Patient» und erfahren alles, was auch Ärztin oder Arzt erfahren (so z.B. beim holländischen Grippe-Impfstoff und einigen anderen neuen Impfstoffen). Allerdings muss der Beipackzettel dann vom Arzt auch den Eltern vor der Impfung gegeben werden, sonst hält er Informationen zurück. Andere Impfstoffe erhalten Gebrauchsinformationen, die zwar für die Patienten eingehende Hinweise enthalten, was sie zu beachten haben, in der Aufklärung über seltene mögliche Begleiterkrankungen aber deutlich zurückhaltender formulieren als die Fachinformationen.

Beispiel aus den Fachinformationen

Im Folgenden werden die in den Fachinformationen genannten Nebenwirkungen eines Mehrfach-Impfstoffs beispielhaft aufgeführt – gekürzt, vereinfacht und fremdwortbereinigt. Die Aufstellung soll vertraut machen mit den möglichen Begleitereignissen der Impfung, von den lokalen Reizungen bis zu seltenen, aber manchmal schweren Krankheitsbildern, von denen oft nicht gesagt werden kann, ob sie alleine, teilweise oder überhaupt mit der Impfung zusammenhängen.

Bei allen Impfungen, die mittels Injektion durchgeführt werden, kann es zu lokalen und/oder allgemeinen Reaktionen kommen. Die hier verwendeten europäischen Häufigkeitsangaben entsprechen denen der Roten Liste des Bundesverbandes der pharmazeutischen Industrie und anderer pharmazeutischer Herstellerverbände:

Häufigkeitsangaben

sehr häufig: ≥ 10%
häufig: ≥ 1% bis < 10%
gelegentlich: ≥ 0,1% bis < 1%
selten: ≥ 0,01% bis < 0,1%
sehr selten: < 0,01%

Nebenwirkungen eines Mehrfachimpfstoffes

Beispiel herstellerseitig genannter Nebenwirkungen eines Mehrfach-Impfstoffs (**D**iphtherie, **T**etanus, **a**zellulär **P**ertussis, **H**aemophilus influenzae **b**, **i**naktivierter **P**olio-**V**irus-Impfstoff):*

- Sehr häufig (> 10%): Schmerzen,** Rötung, Schwellung an der Impfstelle, Fieber > 38°C (im After), ungewöhnliches Schreien, Appetitverlust, Unruhe.
- Häufig (1–10%): Verhärtung an der Injektionsstelle, Durchfall, Erbrechen, Schläfrigkeit, Nervosität, Fieber > 39^5°C (im After) – bei Auffrischimpfung.
- Gelegentlich (0,1–1%): Fieber > 39^5°C – bei Erstimpfung, Schlaflosigkeit, Verhärtung an der Injektionsstelle – bei Auffrischimpfung, Nervosität, Purpura (= verstreute Blutungsflecken in der Haut), Schläfrigkeit, Schlafstörungen, Hautausschlag, Ekzem, Lymphknotenschwellungen.
- Selten (0,01–0,1%): Verstopfung, Flatulenz (= Blähungen), Mittelohrentzündung, Infektionen der oberen Atemwege, roter Hautausschlag, Mattigkeit, Schlaflosigkeit, Bronchitis, Husten, Urticaria (=Nesselsucht), Juckreiz.
- Sehr selten (< 0,01%, d.h. weniger als 1:10.000): allergische Reaktionen, Kollaps oder schockähnlicher Zustand, Krampfanfälle.

Risiken von Impfung und Krankheit

In Impfempfehlungen wird betont, dass die Risiken der Impfungen gegenüber den Krankheiten weit geringer sind. Auch wird angenommen, dass schwere «Nebenwirkungen» zufällig sind, solange ihre Häufigkeit nicht mit der Impfeinführung statistisch zunimmt. Das wäre aber nur zu erwarten, wenn die Nebenwirkung nach der Imp-

* Fremdwortübersetzung nach Pschyrembel, Klinisches Wörterbuch.

** Jeder Begriff gilt für sich, Kombinationen sind nicht ausgeschlossen. Nicht alle Notierungen müssen Nebenwirkungen sein (z.B. Mittelohrentzündung!).

fung häufiger als die entsprechende Komplikation nach der Krankheit gemeldet wird. Es fehlen Studien, die nachweisen, dass solche Krankheitserscheinungen nach der Impfeinführung seltener werden (z.B. aufsteigende Lähmung).

seltene Ereignisse und Spätwirkungen

Problematisch ist, dass sich bei den Einführungsstudien die seltenen Ereignisse noch nicht statistisch signifikant zeigen, dass sie teilweise zum Ausschluss aus der Studie führen, dass Spätwirkungen noch nicht in der Studie sichtbar werden können und dass bei breiter Anwendung eines Impfstoffes eine ungeimpfte Vergleichsgruppe nicht mehr aufstellbar ist.

meist keine wesentlichen Nebenwirkungen

Die Fülle der möglichen Nebenwirkungen und Probleme darf nicht darüber hinwegtäuschen, dass eine Mehrzahl von Ärzten und Familien die öffentlichen Impfempfehlungen befolgt und eine große Mehrzahl keine wesentlichen Nebenwirkungen bemerkt. Mit Sicherheit würden sonst viel mehr Ärzte und Eltern bestimmte Impfungen nicht mehr fortsetzen.

Die eigene Impfentscheidung

Wie in Teil I ausgeführt, liegt die Impfentscheidung beim Impfling oder seinen Eltern. Grundlage für diese Entscheidung sind:

Grundlagen

- Informationen über Krankheiten und Impfungen,
- weitere Gesichtspunkte z.B. aus den Teilen III und IV dieses Buches,
- das soziale Umfeld und die Region,
- die allgemeine Einstellung zu den Impfungen.

Abgesehen von wenigen Stellungnahmen sind in diesem Buch keine Empfehlungen ausgesprochen, weil hier die Aufklärung vorrangig ist. Auch der Abschnitt über das ärztliche Gespräch (S. 131ff.) ist so aufzufassen.

Wer sich vorbehaltlos dem Denkmuster (Paradigma) der Schutzimpfungen anschließen kann, wird sich an die folgenden Empfehlungen der STIKO halten. Hierzu gehören auch noch die Indikations- und Auffrischimpfungen (s. unten u. S. 165ff.).[1,2]

Impfkalender für Säuglinge, Kinder, Jugendliche und Erwachsene*

Impfempfehlungen der STIKO

Der von der STIKO Ende Juli 2006 aufgestellte Impfkalender zeigt an, dass ab dem 3. Lebensmonat, d.h. der 9. Lebenswoche, insgesamt 7 Schutzimpfungseinheiten empfohlen sind: gegen Tetanus (T), Diphtherie (D), Keuchhusten (aP), Haemophilus influenzae b (Hib), Poliomyelitis (IPV) und Hepatitis B (HB) im Sechsfach-Impfstoff und parallel dazu die Impfung gegen Pneumokokken; beide Impfungen viermal in vierwöchigen Abständen.

Ab dem 12. Lebensmonat kommen dann noch zwei Lebendimpfungen gegen Masern, Mumps, Röteln (MMR) und Varizellen (V oder MMRV) hinzu. Auch diese Impfungen können angeblich zeitgleich mit anderen erfolgen oder aber mit mindestens 4 Wochen Abstand voneinander.

Die weiteren allgemeinen Empfehlungen sind der Tabelle unter A, G und S zu entnehmen.

Hinweis auf Indikations- und Auffrischimpfungen

Indikationsimpfungen

Unter Indikationsimpfungen versteht man Impfungen, die nur bei besonderen Anlässen für besondere Bevölkerungsgruppen und evtl. die mit ihnen beruflich oder privat umgehenden Personen empfohlen werden. Hierzu gehören in Deutschland die Cholera-, FSME-, Gelbfieber-, Hepatitis-A-, Tollwut- und Typhus-Impfung. Außerdem haben auch die allgemein empfohlenen Impfungen noch besondere Indikationen, z.B. als Auffrischung vor Reisen oder bei nachlassender Impfimmunität im Erwachsenenalter.[1,2]

Die von der STIKO im Juli 2006 herausgebrachte Tabelle dieser Impfungen findet sich in Teil IV dieses Buches ab S. 165.

* Aus Impfempfehlungen der Ständigen Impfkommission (STIKO) am Robert-Koch-Institut/Stand: Juli 2006. Epidemiolog. Bulletin 30/2006, S. 236.

Empfohlenes Impfalter und Mindestabstände zwischen den Impfungen:

Impfstoff/ Antigen-kombinationen	Alter in vollendeten Monaten						Alter in vollendeten Jahren			
	Geburt	2	3	4	11–14	15–23 siehe a)	5–6 siehe a)	9–17 siehe a)	ab 18	≥60
T*		1.	2.	3.	4.		A	A	A*****	
D/d* siehe b)		1.	2.	3.	4.		A	A	A*****	
aP/ap*		1.	2.	3.	4.		A	A		
Hib*		1.	2. c)	3.	4.					
IPV*		1.	2. c)	3.	4.			A		
HB*	d)	1.	2. c)	3.	4.			G		
Pneumokokken**		1.	2.	3.	4.					S
Meningokokken					1. e) ab vollendetem 12. Monat					
MMR***					1.	2.				
Varizellen					1.	f)		s. S. 174		
Influenza****										S

Um die Zahl der Injektionen möglichst gering zu halten, sollten vorzugsweise Kombinationsimpfstoffe verwendet werden. Impfstoffe mit unterschiedlichen Antigenkombinationen von D/d, T, aP/ap, HB, Hib, IPV sind verfügbar. Bei Verwendung von Kombinationsimpfstoffen sind die Angaben des Herstellers zum Impfalter und zu den Impfabständen zu beachten.

A Auffrischimpfung: Diese sollte möglichst nicht früher als 5 Jahre nach der vorhergehenden letzten Dosis erfolgen.
G Grundimmunisierung aller noch nicht geimpften Jugendlichen bzw. Komplettierung eines unvollständigen Impfschutzes
S Standardimpfungen mit allgemeiner Anwendung = Regelimpfungen

a) Zu diesen Zeitpunkten soll der Impfstatus unbedingt überprüft und gegebenenfalls vervollständigt werden.
b) Ab einem Alter von 5 bzw. 6 Jahren wird zur Auffrischimpfung ein Impfstoff mit reduziertem Diphtherietoxoid-Gehalt (d) verwendet.
c) Bei monovalenter Anwendung bzw. bei Kombinationsimpfstoffen ohne Pertussiskomponente kann diese Dosis entfallen.
d) Siehe Anmerkungen «Postexpositionelle Hepatitis-B-Immunprophylaxe bei Neugeborenen» (S. 57).
e) *Der Meningokokken-Konjugat-Impfstoff sollte nicht gleichzeitig mit Pneumokokken-Konjugatimpfstoff oder MMR- und Varizellen-Impfstoff oder MMRV* gegeben werden (s. auch S. 48).
f) Bei Anwendung des Kombinationsimpfstoffes MMRV sind die Angaben des Herstellers zu beachten. Entsprechend den Fachinformationen ist die Gabe einer 2. Dosis gegen Varizellen erforderlich. Zwischen beiden Dosen sollten 4 bis 6 Wochen liegen.

Zurückhaltung bei Impfentscheidungen

Eltern, die, aus welchen Gründen auch immer, zurückhaltend mit Impfungen sind, können sich Folgendes klarmachen:

Zur Zeit ist das Erkrankungsrisiko in Mitteleuropa statistisch
- für Tetanus im 1. Lebensjahr in einer geborgenen Familie minimal,
- für Diphtherie und Kinderlähmung überhaupt minimal,
- für Hepatitis B, solange keine engen Kontakte zu HBV-Trägern bestehen, für die meisten Kinder minimal.

Keuchhusten

Das Risiko, mit Keuchhusten angesteckt zu werden, ist bedenkenswert wegen der Schwere der Verläufe im Säuglingsalter. Die schwersten Verläufe in den ersten Lebensmonaten sind aber durch die Impfung nicht erreichbar und einen Einzelimpfstoff gegen Keuchhusten gibt es nicht mehr im Handel. (Weiteres s. S. 36ff.)

Hib

Durch Hib bedingte eitrige Hirnhaut- oder Kehldeckelentzündungen waren seltene Ereignisse, wenn auch unter den eitrigen Hirnhautentzündungen häufig. Wegen ihrer Gefährlichkeit sind sie aber im Säuglings- und Kleinkindalter auf jeden Fall zu bedenken. In sozial unsicheren und schwachen Verhältnissen ist das Risiko eines

←

*	Abstände zwischen den Impfungen mindestens 4 Wochen; Abstand zwischen vorletzter und letzter Impfung mindestens 6 Monate
**	Generelle Impfung gegen Pneumokokken für Säuglinge und Kleinkinder bis zum vollendeten 2. Lebensjahr mit einem Pneumokokken-Konjugat-Impfstoff; Standardimpfung für Personen ≥ 60 mit Polysaccharid-Impfstoff und Wiederimpfung im Abstand von 6 Jahren
***	Mindestabstand zwischen den Impfungen 4 Wochen
****	Jährlich mit dem von der WHO empfohlenen aktuellen Impfstoff
*****	Jeweils 10 Jahre nach der letzten vorangegangenen Dosis

In der Tabelle heißen

T	=	Tetanus-Impfung
D/d	=	Diphtherie-Impfung
aP/ap	=	azelluläre Pertussis-Impfung
Hib	=	Haemophilus-influenzae-Typ-b-Impfung
IPV	=	Inaktivierte Poliomyelitis-Viren-Impfung
HB	=	Hepatitis-B-Impfung
MMR	=	Masern-, Mumps-, Röteln-Impfung

ungünstigen Verlaufes für alle Formen eitriger Hirnerkrankungen noch größer. (Weiteres s. S. 43ff.)

Zurückhaltung im 1. Lebensjahr

Wer im ersten Lebensjahr nicht impfen lassen will, übernimmt deshalb gegenwärtig kein häufiges Risiko, im seltenen Fall der Erkrankung aber möglicherweise ein hohes. Die nicht geimpften Kinder «profitieren» gegenwärtig teilweise von der verminderten Keimzirkulation von Keuchhusten und Hib durch die Impfungen. Sie nehmen aber auch teil an dem Risiko, dass stille Feiungen, Krankheiten und Boosterungen durch Wildkeime erst später eintreten.

Zurückhaltende Eltern und Ärzte – wenn sie nicht ganz gegen die Impfungen eingestellt sind – vermeiden diese möglichst im ersten Lebensjahr, manche wenigstens im ersten Halbjahr.

Meistens wird dann die Tetanus-Impfung im Lauflernalter begonnen und dabei oft die Diphtherie-Komponente hinzugenommen.

Früher wurde gleichzeitig oft die Schluckimpfung gegen Kinderlähmung durchgeführt. Nachdem diese nicht mehr empfohlen ist und es keinen für die Grundimmunisierung zugelassenen Dreier-Kombinationsimpfstoff gegen Tetanus, Diphtherie und Kinderlähmung gibt, besteht hier Unsicherheit und die Poliomyelitis-Impfung wird oft verschoben.

ab dem 2. Lebensjahr

Ab dem 2. Lebensjahr kommt dann die Frage der Masern-Mumps-Röteln-Impfung hinzu. Von diesen Komponenten wird von kritisch Eingestellten die Röteln-Impfung meist auf die Pubertät der Mädchen verschoben und die Mumps-Impfung nicht für dringend erachtet. Die Masern-Impfung wird bei besonderen Risiken (z.B. Down-Syndrom, Herz- und Lungenkrankheiten usw.) meist gerne angenommen. Bei fehlender Masern-Erkrankung sollte die Impfung im Schulalter noch mal neu überlegt werden.

Bei Fehlen besonderer Risiken wird die Entscheidung zur Hepatitis-B-Impfung oft auf die Pubertät verschoben.

Die mit diesen Entscheidungen evtl. verbundenen Risiken sind in den vorangehenden Kapiteln aufgeführt.

Impfplanung mit Ärztin bzw. Arzt

Jede Impfplanung geschieht natürlich mit der vertrauten Ärztin oder dem vertrauten Arzt, da auch sie frei entscheiden, was sie verantworten wollen. Einige KollegInnen prüfen vor den Wiederholungs- oder Auffrischungsimpfungen ab dem 6. Lebensjahr regelmäßig erst die Höhe der vorhandenen Antikörper-Titer, weil sie die Erfahrung gemacht haben, dass z.T. hohe Tetanus-, evtl. FSME- oder andere Antikörper-Titer vorhanden sind. Kritische Eltern und Impflinge sind oft bereit, für die Kosten dieser Untersuchungen aufzukommen.

Gründe für die Zurückhaltung

Fragt man nach den Gründen für die Zurückhaltung bei Impfungen, dann sind es meist die folgenden:

Bei Säuglingen und im frühen Kindesalter ist es besonders das instinktive Gefühl, dass der Säugling «unverletzlich ist», es sei denn, es liegt ein konkreter Notfall vor. Hinzu kommen verschiedene weltanschauliche Motive und das Misstrauen gegenüber der Impfpropaganda. Aber auch Sorgen, in die Entwicklung einer gesunden Immunität einzugreifen, und der Verdacht, eine chronische oder bösartige Krankheitsanlage zu verstärken, sind nicht grundsätzlich auszuräumen.

Zwar konnten manche speziellen Verdachtsmomente von Nebenwirkungen und Unwirksamkeiten entkräftet werden. In anderen Fällen wurden Impfstoffe verbessert oder zurückgezogen. Die Erfahrung zeigt, dass das Misstrauen dadurch nicht verschwindet. (Vgl. auch S. 114ff.)

Besondere Motive zur Impfentscheidung

Impfentscheidungen hängen u.U. sehr von der persönlichen Lebenslage ab:

- Gibt es im Umfeld des eigenen Kindes besonders ansteckungsgefährdete Menschen, die vielleicht nicht geimpft werden können (z.B. bei gewissen Immunschwächen) und nicht vom eigenen Kind angesteckt werden sollen?
- Kann ich oder der Partner meinem Kind ausreichend Anwesenheit und Pflege bieten, sodass es nicht z.B. bei Masern schon nach 5 Tagen wieder zu anderen muss?
- Ist eine Übersiedlung in ein Land der Dritten Welt geplant?
- Trägt mein Arzt meine Entscheidung mit und ist er erfahren, um dem Kind helfen zu können, wenn es eine Infektionskrankheit hat?

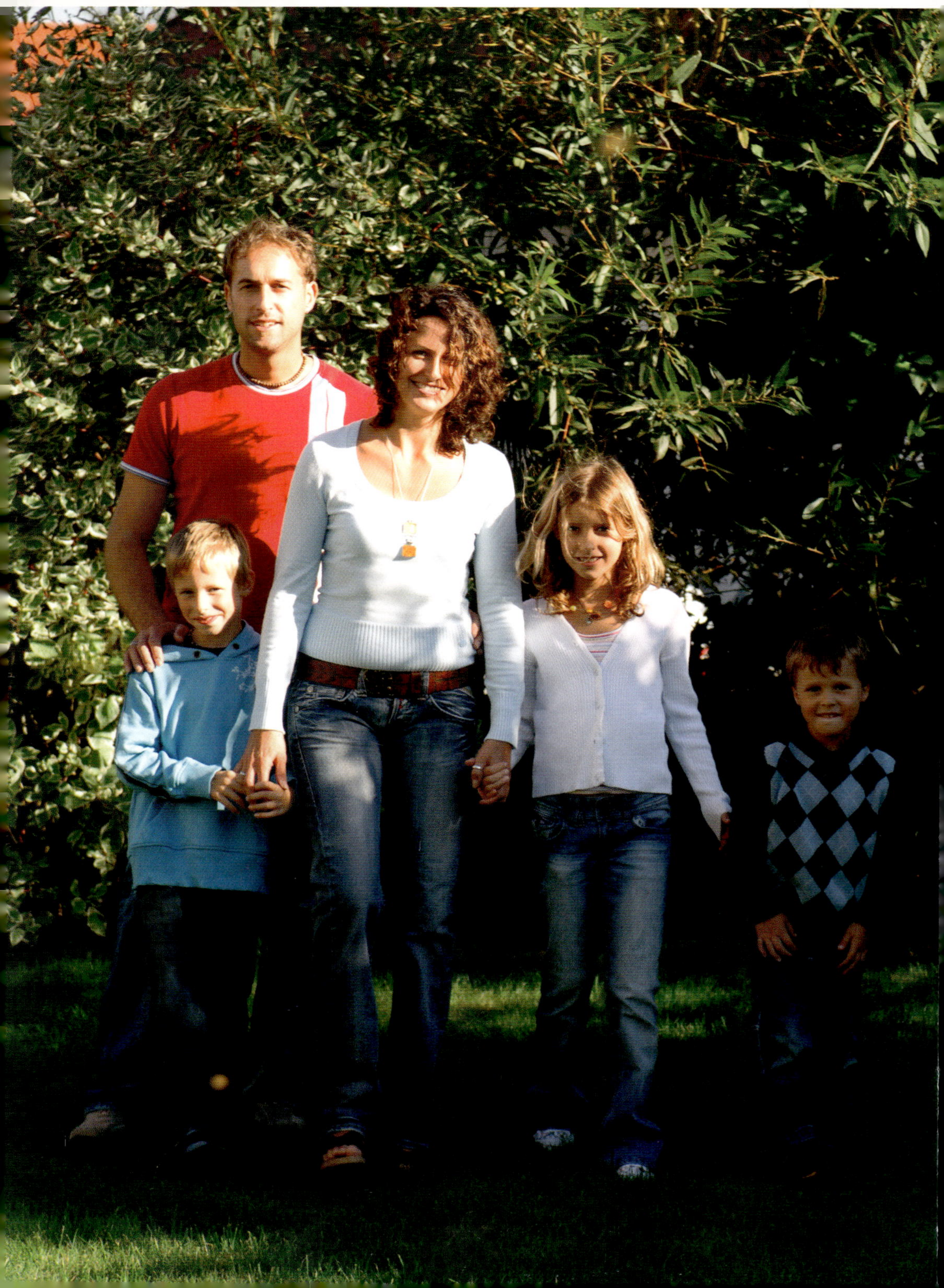

III. Wissens- und Bedenkenswertes zur Impfentscheidung

Zur Geschichte: Wie und wann entstanden Schutzimpfungen?

altes Wissen

Vielleicht reicht die Kenntnis von der Möglichkeit, Krankheiten durch Impfungen zu verhindern, viel weiter zurück, als wir das ahnen: Ein in Ostafrika lebender Stamm, die Massai, nehmen Lungen-Gewebe von Rindern, die an einer infektiösen Lungenkrankheit (Lungenpest) verendeten, und ritzen diesen Saft in die Haut der noch gesunden Tiere, die dann nicht mehr erkranken. Wie lange die Massai das schon machen, ist nicht bekannt.[1]

frühe Beispiele für Impfungen

Erfolgreiche Impfungen gegen Pocken werden schon aus dem 6. Jahrhundert n. Chr. in der chinesischen Medizin überliefert: Dabei wurden von Pockenkranken die getrockneten Krusten der Pockenpusteln pulverisiert und in die Nasenlöcher der Impflinge übertragen[2] – später auch in die Haut eingeritzt. Die Frau eines englischen Botschafters in Konstantinopel erfuhr von diesem von Sklavenhändlern im Orient, aber auch bei Kindern wohlhabender Leute benutzten Brauch und ließ, zurückgekehrt, in England ihre eigenen Kinder «variolisieren» (variola = Pocken). Sie entwickelten daraufhin nur leichte lokale Pocken und wurden immun gegenüber weiteren Pockenansteckungen. Über den englischen Königshof wurde die Methode in Europa bekannt. Etliche Todesfälle infolge unsachgemäßer Durchführung waren jedoch der Grund, sie wieder zu verbieten. In Deutschland und England war aber um dieselbe Zeit bekannt, dass Melker, die sich an den harmlosen Kuhpocken infizierten, später gegen die schweren menschlichen Pockenerkrankungen immun waren. *Eduard Jenner* (1749–1823), ein englischer Landarzt, ging dieser Erkenntnis systematisch nach: Er übertrug Bläscheninhalt von Pockenerkrankten etlichen Melkern, die Kuhpocken durchgemacht hatten, und alle überlebten. Dasselbe gelang bei einem achtjährigen

Eduard Jenner

Versuche mit Kuhpockensekret

Jungen, dem er 6 Wochen vorher Kuhpockensekret übertragen hatte. Innerhalb weniger Jahre verbreitete sich diese Methode trotz vieler Skepsis auch der Ärzte über ganz Europa. Später ergab sich, dass die Geimpften nach mehr als zehn Jahren doch wieder an menschlichen Pocken erkranken konnten – in milderem Verlauf, aber doch ansteckend für andere. Eine Nachimpfung in diesem Zeitabstand zeigte durch die geringere Pustelgröße und fehlendes Fieber, dass durchaus noch ein gewisser Schutz vorhanden war. Mit Hilfe dieser Zweitimpfung, in vielen Ländern einer gesetzlichen Impfpflicht und den extrem strengen Isolationsmaßnahmen bei einzelnen Pockenausbrüchen gelang es, die Menschenpocken im 20. Jahrhundert ganz auszurotten.[3]

Ausrottung der Pocken

Allerdings verlief die Kuhpockenimpfung nicht immer ohne Komplikationen. Etwa jeder tausendste Geimpfte erkrankte an einer Hirnentzündung (Enzephalitis) mit oft schweren Hirnfunktionsstörungen. In jedem Heim für geistig Behinderte konnte man in früheren Jahren einen oder mehrere dieser durch Impfung schwer geschädigten Menschen finden. Außerdem gab es bei Ekzematikern, die damals allerdings noch selten waren, schwere generalisierte Kuhpockenerkrankungen.

Impfschäden

Die Kuhpockenimpfung zeigt beispielhaft für alle seither entwickelten Impfungen folgende Charakteristika: die *Teilimmunität*, *mögliche Impfschäden* und die *Verdrängbarkeit einer Krankheit* in das Alter mit selteneren kleinen Ausbrüchen.

Tollwut

Tollwut war im 19. Jahrhundert eine auch in Mitteleuropa stark verbreitete und gefürchtete Krankheit, die immer zum Tode führte. Sie wurde vor allem durch Bisse tollwütiger Hunde und Wölfe auf den Menschen übertragen. Nach fünfjähriger Forschungsarbeit fühlte sich *Louis Pasteur* 1885 durch die Notlage gebissener Menschen veranlasst, schon vor Abschluss seiner Tierversuche seinen Impfstoff auch an Menschen anzuwenden – mit großem Erfolg und großer Anerkennung.

Louis Pasteur

Damit waren drei grundlegende Schritte für die Weiterentwicklung der Schutzimpfungen eingeleitet: *Versuche am «Tiermodell»*, *Abschwächung von Erregern durch verschiedene Maßnahmen* (Tierpassagen, Organtrocknungen, Abtötung) und das *wiederholte Impfen* zum Aufbau einer tragfähigen Impfimmunität.

Noch im 19. Jahrhundert wurden dann die ersten Totimpfstoffe gegen Typhus, Cholera und Pest entwickelt. *Emil von Behring* führte die Serumtherapie gegen *Diphtherie* und *Wundstarrkrampf* erfolgreich ein. 1923 und 1927 entstanden die beiden aktiven Toxoid-Impfstoffe gegen Diphtherie und Tetanus. Ferner wurden der Ganzkeim-Totimpfstoff gegen Keuchhusten und der *Tuberkulose-Impfstoff* entwickelt, die sog. BCG-Impfung (Bacterium Calmette Guerin); dabei handelte es sich um abgeschwächte Erreger der Rindertuberkulose, die mit feiner Nadel in die oberflächlichste Schicht der Haut in einer Menge von 0,1 ml eingespritzt wurden. An einem kleinen roten Knötchen an der Impfstelle und später an einer entsprechenden Narbe konnte man erkennen, ob die Impfung angegangen war, ähnlich wie bei der Pockenimpfung. Im Gegensatz zu den Pocken ist die Tuberkulose jedoch eine chronische Krankheit, deren Heilung weniger einer spezifischen Immunität als vielmehr den Lebensbedingungen und Therapien zuzuschreiben ist. In den 30er Jahren des 20. Jahrhunderts wurde die Impfung in breiterem Umfang angewendet. Da sich aber die Mehrzahl der Bevölkerung noch stumm ansteckte, konnte man nicht erkennen, wie lange der Schutz durch die Impfung anhielt. Milchpasteurisierung, Kuhstallkontrollen und Kuhimpfungen, die Isolierung offen tuberkulöser Patienten und später die Chemotherapie setzten den schon vorher beobachteten Rückgang der Tuberkulose in Mitteleuropa fort. 1967 wurde vom Leiter des Forschungsinstitutes (für Tuberkulose) in Borstel bei Hamburg die Unsinnigkeit der allgemeinen BCG-Neugeborenen-Impfung festgestellt.[4,5] Dem wurde von Kollegen widersprochen.[6,7] Eine Mitarbeiterin aus Borstel dokumentierte 1971 die mangelhafte Wirksamkeit des Impfstoffes.[8] Einige Jahre später wurde dann doch ein verstärkter Impfstoff eingeführt, der aber nach kurzer Zeit wegen Impftuberkulosen wieder aus dem Handel gezogen werden musste. 1998 hat nun die STIKO den Impfstoff endgültig wegen unzuverlässiger Wirksamkeit (und tödlichen Komplikationen bei noch unentdeckten Immunmangelzuständen des Neugeborenen) aus der öffentlichen Empfehlung genommen. In Frankreich dagegen besteht immer noch Impfpflicht vor der Aufnahme in Gemeinschaftseinrichtungen, wenngleich etwas aufgelockert.

erste Totimpfstoffe

Tuberkulose-Impfung

mangelnde Wirksamkeit

Die Impfung gegen *Keuchhusten* mit einem inaktivierten, d.h. mit Formalin abgetöteten Ganzkeim gab es seit 1926. Von Beginn an war

Keuchhusten-Impfung

sie belastet durch einige Todesfälle im Neugeborenenalter,[9] später durch die Schilderung gelegentlicher schwerer Nebenwirkungen, insbesondere Hirnschäden (Enzephalopathien). Unter den Fachleuten gab es heftige Auseinandersetzungen über die Schlüssigkeit dieser Beobachtungen. In etlichen Ländern wurde die Impfung ausgesetzt. In England und später in den USA wurde je eine große Studie durchgeführt, um die umstrittenen Impfschäden nachzuweisen bzw. auszuschließen. Um als Verdachtsfall in die weitere Untersuchung aufgenommen zu werden, mussten verschiedene Kriterien hinsichtlich Zeitpunkt und Art der Reaktionen erfüllt sein. Z.B. war ein Krampfanfall erst dann ein Grund, den Betroffenen in die Studie aufzunehmen, wenn der Anfall länger als 30 Minuten (bei der britischen Studie) bzw. 15 Minuten (bei der Studie in den USA) dauerte. (Die Mehrzahl kindlicher Fieberkrämpfe dauert weniger als 2 Minuten. Bei jedem Fieberkrampf im Säuglingsalter spricht man von einem komplizierten Fieberkrampf.) Die Eingangsschwelle in die Studie war also recht hoch angesetzt. Die weitere Beurteilung erfolgte von einem Expertengremium nach schematisierten Dokumentationen. Echte bleibende Hirnschäden konnten von ihnen, wenn überhaupt, nur äußerst selten der Impfung zugeordnet werden. Schrei-Episoden von mehreren Stunden gingen nicht in Hirnschäden über, sondern waren wahrscheinlich schmerzbedingt.[10,11] Die Einführung neuer Keuchhusten-Impfstoffe hat dieses Schrei-Problem nicht gelöst (vgl. Abschnitt Keuchhusten).

umstrittene Impfschäden

während und nach dem 2. Weltkrieg

Während und nach dem Zweiten Weltkrieg gab es an empfohlenen aktiven Impfungen die gegen *Tuberkulose, Tetanus, Diphtherie, Keuchhusten* und *Pocken*, die Pockenimpfung war gesetzliche Pflicht, die Diphtherie-Impfung in einigen Ländern der Bundesrepublik noch Bedingung für die Kindergartenaufnahme. Außerdem war schon ein Impfstoff gegen *Gelbfieber*erkrankung entwickelt worden. Ein erster weiterer Schritt war die weltweite Einführung der *Poliomyelitis*-Impfungen, zunächst 1955 des spritzbaren Totimpfstoffs nach Salk, dann 1960 der Schluckimpfung nach Sabin mit abgeschwächten Virusstämmen. Letztere trug zur Unterbindung einer epidemischen Verbreitung der Kinderlähmung bei, außer in tropischen Ländern und insbesondere Indien, wo noch 10 Jahre unter der Impfkampagne 1980 bis 1988 wahrscheinlich die größte Polio-Epidemie der Geschichte überhaupt bestand (vgl. S. 51).

Weiteres Neuland wurde mit der Entwicklung der *Mumps-, Masern-, Röteln-Impfung* in den 60er Jahren beschritten. Es handelt sich um Impfstoffe, die aus abgeschwächten vermehrungsfähigen Virusstämmen bestehen. Sie wurden von der Industrie als Dreierkombination für Kinder im zweiten Lebensjahr angeboten und von der STIKO und den Bundesländern 1973 in die allgemeine Impfempfehlung aufgenommen.

Mumps-, Masern-, Röteln-Impfung

Seit 1974 kamen noch hinzu: die Lebendimpfstoffe gegen *Windpocken* und *Typhus* und die Reihe der Komponenten- oder Spaltimpfstoffe *gegen Grippe, Pneumokokken, FSME, Meningokokken* und *Hib*. Der alte Keuchhusten-Impfstoff wurde durch azelluläre Komponentenimpfstoffe ersetzt, ein *Hepatitis-B*-Impfstoff gegen den gentechnisch hergestellten ausgetauscht, außerdem kam ein *Hepatitis-A*-Impfstoff in den Handel.

nach 1974

Eine ganze Reihe weiterer Impfstoffe ist noch in Entwicklung.

Es besteht kein ernst zu nehmender Zweifel, dass einige Schutzimpfungen wie die Masern-, Mumps-, Röteln-, Polio- und Hib-Impfung wesentlichen Anteil am Rückgang der entsprechenden Infektionskrankheiten haben. Dazu kommen Aufklärungseffekte in der Bevölkerung und Isolierungsvorschriften, die verminderte Kinderzahl in den Familien mit ihren geringeren Ansteckungschancen und allgemeine pflegerische und therapeutische Einflüsse. Ein Beispiel dafür sind die an Keuchhusten erkrankten Säuglinge, die 1930 noch wesentlich schlechtere Überlebens- und Gesundheitschancen hatten. Die damalige Trennung von den Eltern im Krankenhaus, Fehlernährungen und die aus heutiger Sicht zweifelhafte und gefährliche Behandlung mit Schlafmitteln und Hustendämpfern trugen zu den schlechten Krankheitsverläufen sicher bei.

Rückgang der entsprechenden Infektionskrankheiten

Parallel zur Entwicklung der ersten Impfungen hat die Entdeckung, dass «Blutvergiftungen», Wundeiterungen und viele andere Krankheiten durch Bakterien hervorgerufen werden, der Medizin zu ungeahnten Entwicklungen verholfen. Verbesserte Mikroskope, die Entwicklung von *Asepsis* (Keimfreiheit durch Sauberkeit) und *Antisepsis* (d.h. Desinfektion durch Hitze oder chemische Abtötung), verbesserte Trinkwasser- und Abwasserhygiene, die Möglichkeit, Keime in Kulturen zu züchten und voneinander zu unterscheiden sowie Tierversuche durchzuführen, waren die Voraussetzungen für viele

Entdeckung der Bakterien

Erfolge in der Chirurgie und für die Entdeckung und Entwicklung der antibakteriellen Chemotherapie und der Antibiotika. Man erkannte, dass nur eine «kleine» Anzahl der zahllosen Mikroorganismen, darunter Bakterien, Pilze und Einzeller, Erreger bestimmter Krankheiten sind, und begann, sie im zweiten Drittel des 20. Jahrhunderts mit der erwähnten Chemotherapie und Antibiose zu bekämpfen.

Entdeckung der Viren

Erst die Erfindung des Elektronenmikroskops machte die Beobachtung und Beschreibung der längst vermuteten *Viren* möglich. Dabei handelt es sich um strukturierte Gebilde, die vorwiegend aus Nukleinsäuren und Eiweiß bestehen und die kein selbstständiges Leben besitzen, aber durch Eindringen und Vermehrung in Zellen höherer Organismen deren Leben beeinträchtigen und gefährden können. Chemisch und antibiotisch sind sie im menschlichen Organismus schwer zu bekämpfen, wohl aber in vielen Fällen durch vorsorgliche Impfungen, die das Immunsystem anregen und die Infektionen dadurch ungefährlich machen. Der Problemkreis der Infektionskrankheiten und ihrer rationalen Vorbeugungs- und Therapiemaßnahmen schien in allen Schritten geklärt zu sein, die Erfolge waren unabweisbar.

völlig neue Krankheitsform

Die Erfolgsgefühle erfuhren allerdings einen starken Dämpfer, als etwa 1980 eine völlig neue Krankheitsform bekannt wurde, bei der Viren, die möglicherweise von Menschenaffen auf den Menschen übergingen, das Immunsystem bei diesen nicht anregen, sondern

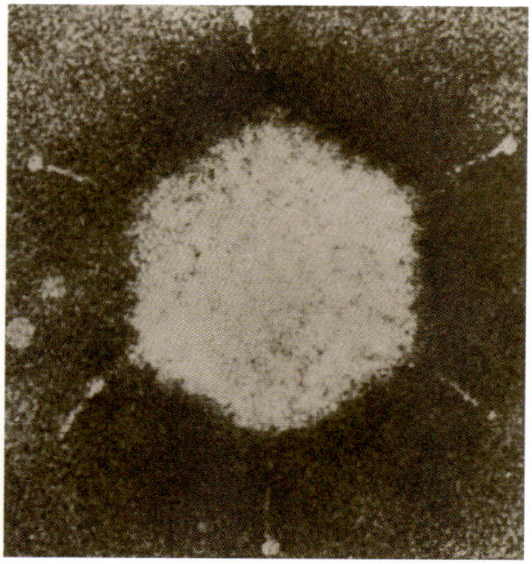

Durch die Erfindung der Elektronenmikroskope können auch kleinste Gebilde im Nanometer-Bereich sichtbar gemacht werden, hier beispielsweise ein Adenovirus, das Infektionen im Atmungstrakt hervorruft.

seine Abwehr hemmen und schließlich *AIDS* (Aquired Immune Deficiency Syndrome) hervorrufen. Wahrscheinlich sind sie nur deshalb dazu in der Lage, weil ihr Aufbau der menschlichen Erbsubstanz so gleicht, dass sie nicht von der eigenen unterschieden wird. Ein ganz anderes, augenscheinlich dem heutigen Natur- und Instinktverlust zuzuschreibendes Infektionsproblem ist das der BSE (Bovine Spongiforme Enzephalopathie), einer Rinder-Hirnerkrankung, welche völlig neue Probleme hervorruft.

AIDS

BSE

Einige Fachleute warnen auch vor der Möglichkeit einer Übertragung von Affenpockenviren auf den Menschen, wofür es erste Beispiele gibt. Ferner wurden in den letzten Jahrzehnten neue epidemische Krankheiten bekannt, von denen die meisten ein hämorrhagisches Fieber auslösen können, d.h. schwere Krankheiten mit inneren Blutungen. Ein weltweit gespanntes epidemiologisches Überwachungssystem ist deshalb unentbehrlich geworden.

neue Krankheiten

Die Einführung eines neuen Impfstoffes: Bewertungsfragen

... 30 Jahre nach Jenners erster Kuhpockenimpfung gab es 1826 schon ein Impfgesetz in Weimar, das Goethe sehr positiv kommentierte.[1] 50 Jahre später galt die Pflichtimpfung für ganz Deutschland.

... Pasteur wurde wegen seiner Tierversuche angefeindet. Nach seinen ersten Impferfolgen gegen die Tollwut wurde er als Held gefeiert, und es wurde ihm ein Forschungsinstitut eingerichtet.

frühere Erfolge

... Behring wurde für seine Forschungsergebnisse und Erfolge, die er mit seinem Diphtherie-Serum erzielt hatte, geehrt, ja sogar geadelt, und von der Firma Hoechst großzügig unterstützt. Jetzt ist das Serum seit Mai 2000 nicht mehr lieferbar (vgl. S. 34f.).

In diesen Fällen waren die Wirksamkeit und Erfolge der Impfungen unmittelbar und eindeutig erkennbar. Im Falle der Tuberkulose-Impfung erwies sich allerdings der scheinbare Impferfolg später als Illusion. Bei der mitteleuropäischen Diphtherie-Epidemie im und nach

Unklarheit über die Ursachen

dem Zweiten Weltkrieg war nicht gewiss, zu welchem Anteil der anschließende nahezu vollständige Krankheitsrückgang auf die natürliche Durchseuchung, auf die Impfung oder auf andere Faktoren – z.B. Verbesserung der Ernährungslage und der Hygienebedingungen – zurückzuführen war (s. S. 36). Beim Keuchhusten war der Rückgang der Todesfälle nicht in erster Linie der Impfung zuzuschreiben, wohl aber die Zahl typischer Erkrankungen.

Studien über die zu erwartenden Erfolge

Deshalb werden heute als letzter Schritt vor der Zulassung eines Impfstoffes oder gegebenenfalls Neueinführung einer Impfung wissenschaftliche Untersuchungen, sog. «Studien» gefordert, die statistische Aussagen darüber liefern, welcher Erfolg mit dem neuen Impfstoff oder der neuen Impfung zu erwarten ist. Solche Studien müssen in jeder Einzelheit geplant, von Biostatistikern geprüft und von Ethikkommissionen genehmigt werden. Es müssen gleichartige Gruppen mit unterschiedlicher Behandlung gebildet werden. Oder es wird in Fallkontaktstudien beobachtet, wer sich von den Ungeimpften und Geimpften ansteckt, wenn ein Familienmitglied z.B. Keuchhusten hat. Einschlussbedingungen und Ausschlussgründe werden genau definiert. Die Impfaktion dauert meist ein Jahr, die Beobachtungszeit danach im Mittel 1½ Jahre, höchstens 2 Jahre, ist also verhältnismäßig kurz. Solche Studien sind nur in Regionen möglich, in denen die Krankheit noch zirkuliert.

überraschende Ergebnisse

Gelegentlich kann allerdings eine solche Studie Überraschungen liefern. Als Beispiel sei eine italienische Untersuchung genannt, die einen Wirksamkeitsvergleich von neuen und dem alten Keuchhusten-Impfstoff zum Thema hatte.[2,3] Das Zustandekommen der Ergebnisse wird auf S. 176f. erklärt.

Völlig unerwartet erreichte die Wirksamkeit des Ganzkeim-Impfstoffes nur einen Wert von etwa 36%. Demgegenüber war man aufgrund epidemiologischer Beobachtungen von einer Wirksamkeit dieses Ganzkeim-Impfstoffes von 90% ausgegangen. Im Verhältnis dazu wäre die in der Studie ermittelte Wirksamkeit der neuen Impfstoffe von 84% sogar noch schlechter als die des alten Impfstoffes. Die Ergebnisse warfen folglich Zweifel bezüglich der Validität (des Wertes) dieser Studie auf. Für die Einführung des azellulären Impfstoffes in Deutschland lagen denn auch noch andere Studien vor. Diese zeigten zwar geringere, aber nach Ansicht der Diskutierenden ausreichende Wirksamkeit und weniger Nebenwirkungen der neuen Impfstoffe.[4-7]

beeinflussende Faktoren

Aus einer dieser großen Studien ergab sich, dass die Ergebnisse von folgenden Faktoren stark abhängen können:

1. von der Falldefinition für die Krankheit.
   Für Keuchhusten heißt sie laut WHO: «Mindestens 21 Tage anfallsartiger Husten im Zusammenhang mit positiver Kultur oder Titeranstieg des Pertussis-antitoxins oder anderer Pertussisantigene oder Haushaltskontakt mit einem durch Kultur bestätigten Fall». Mit dieser Definition werden viele leichte Keuchhustenfälle nicht erfasst. Insbesondere die Impfdurchbrüche, die in der Regel schwächer als die Ansteckungen Ungeimpfter verlaufen, werden dabei nicht einbezogen. Es werden dadurch die wirkungsschwächeren azellulären Impfstoffe mit nur einem oder zwei Antigenen ungerechtfertigt den stärker wirksamen, drei und vier Antigene enthaltenden gleich bewertet.[8]
2. Von der Qualität der Mitarbeit der Untersuchenden (investigator compliance or observer bias). Die Gruppe der «guten» Mitarbeiter einer kalifornisch-deutschen Pertussis-Studie wiesen eine Wirksamkeit von 40% nach; die der «mittleren Qualität» 78% und der «geringen» Qualität 75%. Beim Ganzzell-Impfstoff wiederholte sich das Ergebnis mit 69%, 86% und 84% entsprechend.[9]

Man muss also damit rechnen, dass trotz großen persönlichen Einsatzes von vielen Menschen und trotz freiwilliger Teilnahme von vielen tausend Familien ein Studienergebnis mit scheinbar höherer Wirksamkeit, aber vermindertem Wert herauskommen kann (s. auch den Abschnitt Pertussis).

komplexe Untersuchungen

Ganz allgemein ist an diesem Beispiel deutlich geworden, dass wissenschaftliche Impfstudien keine einfachen eindeutigen Messverfahren sind, sondern komplexe Untersuchungen, deren Ergebnis von den verschiedensten Voraussetzungen und Grundannahmen abhängt. Die Beurteilung des Wertes einer Studie ist nur zusätzlich zu leisten, denn keine Studie spricht bereits «für sich». Zu dieser Beurteilung sind immer zusätzliche Urteilsgrundlagen erforderlich.

Nebenwirkungen

Neben der Wirksamkeit sind prinzipiell in solchen Studien auch unerwünschte Wirkungen der Impfung (Nebenwirkungen, Impfschäden) mit erfassbar, soweit sie kurzzeitig auftreten und für die Erfassung ausreichend definiert werden. Nur vereinzelt gewinnt man aufgrund der veröffentlichten Daten einen qualitativen Eindruck von den Gründen, warum einzelne Probanden ausgeschieden sind oder wurden. Stirbt, was selten ist, ein Kind während der Studie, so wird ein Zusammenhang mit der Impfung beurteilt oder verglichen mit der Wahrscheinlichkeit eines Todesfalles in diesem Alter – ich kenne keine veröffentlichte Studie, in der ein Todesfall der Impfung zugeordnet wurde. (Leider fehlt meist zum Vergleich die Angabe der Todesfälle unter den Kontrollen im Beobachtungszeitraum.) So weit zur Wirksamkeit.

Kombinationsimpfstoffe

Bei den von der STIKO empfohlenen Impfungen im Kindesalter ist eine geregelte Durchimpfung nur mit Kombinationsimpfstoffen möglich. Zur Zeit wird eine Sechsfachkombination (Diphtherie, Tetanus, Polio, Hib, Keuchhusten und Hepatitis) sowie eine Dreifachkombination (Masern, Mumps, Röteln) empfohlen. Bekannt ist, dass die Keuchhustenkomponente die Hib-Wirkung mindert. Deshalb wurde der dritte Impftermin im ersten Halbjahr eingeführt. Es ist aber nahe liegend, dass bei seltenen Krankheiten andere Wirkverluste nicht erkannt werden, aber trotzdem bestehen.

Frage der Verträglichkeit

Bei der Sechsfach-Impfung entstand die Frage nach der Verträglichkeit. Nachdem dieser Impfstoff eingeführt wurde, traten erstmals Todesfälle im zeitlichen Zusammenhang mit dieser Impfung auf: Unklar bleibt, ob diese Todesfälle ursächlich mit der Impfung zusammenhängen. Interessant ist aber, dass bei der vorher verwendeten Fünffachkombination und davor Vierfachkombination keine Todesfälle im zeitlichen Zusammenhang gesehen wurden. Die Diskussion war sehr lebhaft und erstaunlich unwissenschaftlich.[11,12] Einer von zwei Sechsfach-Impfstoffen ist zur Zeit zurückgezogen, angeblich wegen mangelnder Wirksamkeit der Hepatitis-B-Komponente (s. auch S. 59).

Nutzenabschätzung

Zur Einführung einer neuen Impfung mit allgemeiner Empfehlung ist darüber hinaus eine Nutzenabschätzung erforderlich. Um den möglichen Nutzen einer Impfung zu bewerten, muss eine ganze Reihe von Gesichtspunkten in ein Gesamturteil gebracht werden, z.B.:

- Häufigkeit und Schwere der Erkrankung
- Anteil der besonderen Verläufe (z.B. auch Todesfälle)
- Wirksamkeit der Impfung
- Kurz- und Langzeitnebenwirkungen (Art und Schwere)
- Auswirkung der Erkrankung oder Impfung auf die Gesamtimmunlage, Lebenszeit und Lebensqualität.

- Wirtschaftliche Kosten-Nutzen-Faktoren:
- Kosten der Impfung oder Erkrankung und ihrer Folgen
- Arbeitsausfall, Schulausfall
- Aufwand und «Gewinn» durch Impfung oder Erkrankung.

Es ist unübersehbar, dass die Nutzenbewertung schwierig und in keiner Weise wissenschaftlich zu leisten ist. Denn die einzelnen Gesichtspunkte müssen gewichtet werden; dies ist eine Urteilstätigkeit, die durch formale wissenschaftliche Verfahren nicht ersetzt werden kann. Letztlich haben die einzelnen Gewichtungen wie auch das Gesamtnutzenurteil einen ethischen Charakter, denn es geht um die Frage: Was soll *getan* werden? Möglicherweise ergeben sich deshalb für unterschiedliche Kulturen, unterschiedlichen Wohlstand, unterschiedliche epidemiologische Gegebenheiten usw. höchst unterschiedliche Nutzenbeurteilungen.

ethischer Charakter

Nach Einführung einer Impfung sind noch Vergleichsstudien der Impfstoffwirksamkeit verschiedener Hersteller möglich. Im Übrigen ist die Bewährung der Impfung abhängig von den jetzt in der Praxis beobachteten Nebenwirkungen oder Impfversagern (z.B. S. 69). Abgesehen von Gesundheitsämtern und der Arzneimittelkommission sammeln auch die Hersteller Meldungen von Nebenwirkungen und werden bei gehäuften Vorkommnissen tätig. Außerdem gibt es Meldesysteme, bei denen ein als repräsentativ erhoffter Teil der Ärzte eines Landes sich freiwillig verpflichtet, alle ihnen begegnenden Fälle von Nebenwirkungen oder Impfdurchbrüchen systematisch zu dokumentieren und regelmäßig zu melden. Ihnen werden in festgelegten Abständen Erinnerungskarten oder auch Mahnungen zugesandt. Im Gegensatz zu den erstgenannten «passiven» Meldungen wird dieses als «aktives» nachforschendes Meldesystem oder «Sentinelerhebung» bezeichnet. Diese Meldezahlen werden dann hochgerechnet auf die Gesamtheit der Geimpften. Sie gelten als zuverlässiger und besser auszuwerten und ergeben bei den Nebenwirkungen in der Regel deutlich höhere Zahlen als die passiven Meldungen. Ein weiteres aktives Erhebungssystem beruht auf der Annahme, dass bestimmte Nebenwirkungen von Impfungen meist eine stationäre Aufnahme bedingen. Wenn dann in einem kürzlich durchgeimpften Distrikt die stationären

Bewährung in der Praxis

«aktives Meldesystem»

Aufnahmediagnosen von vermuteten Impfnebenwirkungen mit den Impfdokumentationen zusammengeführt, geprüft und hochgerechnet werden, kann sich z.B. Folgendes ergeben: Auf 3.000 Masernimpfungen konnte ein stationär behandelter Krampfanfall errechnet werden, auf 24.000 MMR-Impfungen eine Thrombozytenmangelblutung (ITP, im Wesentlichen der Rötelnkomponente zugeordnet). Aufgrund nur passiv gemeldeter ITP-Fälle wäre das Risiko fünfmal kleiner gewesen (1 : 130.000).[10]

Beispiel

Der Fachausdruck für solche Erhebungen nach der Impfeinführung heißt «post-marketing-Forschung».

Was ist eine «Impfkomplikation»?

Komplikation heißt dem lateinischen Wortsinn nach: Verwicklung; es meint ein nicht regelmäßig auftretendes, unerwünschtes Ereignis, das die Gesundheit noch stärker beeinträchtigt als die «unkomplizierte» Krankheit alleine. Ein Beispiel ist die Lungenentzündung beim Keuchhusten oder bei Masern. Man muss also zwischen dem normalen Krankheitsverlauf mit seinen zugehörigen Symptomen einerseits und den Komplikationen andererseits unterscheiden. Beispielsweise ist eine Reizung der Trommelfelle bei Masern so häufig, dass man kaum von einer Komplikation sprechen kann; es handelt sich hier lediglich um ein Krankheitssymptom. Wenn aber eine ausgeprägte eitrige Mittelohrentzündung mit Schmerzen und erneutem Fieberanstieg auftritt, muss man von einer Komplikation sprechen. Ein und dasselbe Symptom kann sogar, je nach dem genauen Zusammenhang, in dem es auftritt, zum normalen Krankheitsverlauf gehören oder aber auf eine Komplikation hinweisen: Blaue Lippen während eines Keuchhustenanfalles stellen ein zugehöriges Symptom dar, beobachtet man sie aber auch außerhalb des Hustenanfalles in Ruhe, insbesondere zusammen mit einer schnellen Atmung, so deuten sie auf eine Lungenentzündung.

Komplikation oder Symptom?

Stirbt ein Patient im Verlauf oder nach einer Infektionskrankheit, z.B. an Lungen- oder Hirnentzündung, so handelt es sich um Komplikationen, die oft mit anderen Vorbedingungen zusammenhängen – z.B. der Konstitutionsschwäche bei Down-Syndrom, einer vorgeschädigten Lunge, Herzfehler oder Herzschwächen, einem beeinträchtigten Immunsystem, Hungersnot u.a.

Der Tod an Tollwut ist keine Komplikation, sondern gehört zur unbehandelten Krankheit.

Bei Impfungen spricht man statt von Komplikationen lieber von Neben- oder unerwünschten Wirkungen (s. S. 93ff.). Ebenso wie bei den Krankheiten ist aber zu bedenken, welche Begleitumstände eine Rolle spielen. Doch sollte man nicht alle unerwünschten Ereignisse nur auf die Begleitumstände oder nur auf die Impfung beziehen.

Begleitumstände

Die Herstellerfirmen müssen auf gemeldete oder anderweitig ihnen bekannt gewordene mögliche Nebenwirkungen in den Fachinformationen und Beipackzetteln schon deshalb hinweisen, damit sie, wenn ein Impfschaden entsteht, nicht haftbar gemacht werden.

Ob jedoch selten beobachtete Symptome, die während oder nach einer Impfung auftreten, ursächlich auf die Impfung zu beziehen sind, ist durch die Beobachtung allein noch nicht entschieden. Ein Beispiel soll dies erläutern:

selten beobachtete Symptome

Ein 15 Monate altes viertes Kind einer Familie erhält die Masernlebendimpfung, zeitgleich hat es einen Schnupfen ohne Fieber. Sechs Tage danach tritt Fieber auf, und in der übernächsten Nacht erleidet es einen großen Krampfanfall. Dieser wird im Krankenhaus behandelt. Im Laufe eines Tages wird das Kind zunehmend komatös, muss beatmet werden und stirbt am Abend des folgenden Tages. Die Sektion ergibt eine Viruspneumonie und Meningoenzephalitis (virale Lungenentzündung und Hirnhaut- und Hirnentzündung). Nur aus einem Halslymphknoten konnten Viren vom ECHO-Virustyp 5 angezüchtet werden. ECHO-Viren können wie Masernviren Luftwegsinfekte, Lungen- und Hirnentzündungen auslösen. Dieser Fall wurde 1984 veröffentlicht.

Es gelang nicht, aus dem Gehirn Viren anzuzüchten. Die Autoren kommentierten sinngemäß, dass bei der relativen Häufigkeit von Impfungen und zentralnervösen Erkrankungen in diesem Lebensalter rein statistisch in Einzelfällen ein zeitliches Zusammentreffen möglich ist. Zitat: «Inwieweit in solchen Fällen der Impfung bei der Auslösung zentralnervöser Komplikationen eine Schrittmacher-Wirkung zukommt, ist unklar. Jedoch empfiehlt schon der Hersteller einen Ver-

zeitliches Zusammentreffen möglich

zicht auf die Impfung bei geringsten Krankheitszeichen, was bei der Häufigkeit kindlicher (Virus-) Infektionen jedoch in der Praxis nicht immer die gebührende Berücksichtigung findet.»[1]

bei banalen Infekten Impfung verschieben?

Ein Vergleich dieser Formulierung mit der heutigen Aufforderung der STIKO, bei banalen Infekten mit Fieber bis 38,5 °C die Impfung nicht zu verschieben, kann als Schwund ärztlicher Sensibilität für die Situation des einzelnen Kindes gedeutet werden. Offenbar haben zwar die meisten Kinder in den USA, aus denen diese Empfehlung stammt, eine solche Belastung gemeistert. Doch werden die Befürworter im Fall von Komplikationen noch andere Gründe für die Krankheit suchen, das Ereignis nach den im Folgenden geschilderten Beispielen als Zufall beurteilen und den Zusammenhang mit der Impfung verneinen.

Im neuen Infektionsschutzgesetz sind die Experten der STIKO als maßgebliche Beurteiler von Impfschäden eingesetzt worden. Da sie als Impfbefürworter eingesetzt sind, können sie dadurch in Interessenkonflikte geraten.

Fragen

Auf der anderen Seite stehen dann die Angehörigen, die ein bisher gesundes Kind nach einer Impfung erkranken sehen, den zeitlichen Zusammenhang ganz zu Recht als möglichen Kausalzusammenhang erleben und sich jetzt mit ihren Fragen allein gelassen fühlen. War die Impfung wirklich so dringend, dass man sie nicht verschieben konnte? Ist ein Schnupfen beim Säugling oder Kleinkind etwas Banales oder etwas Wichtiges, Beachtenswertes, das man mit Aufmerksamkeit verfolgt, weil sich das Kind damit immunisieren «will»? Haben die Kontakte beim Impftermin erst die Gelegenheit geschaffen, dass andere Erreger im Wartezimmer den Weg auf die schon entzündlich geschwächte Schleimhaut des Kindes fanden?

weiteres Beispiel

Ein ganz anderes Beispiel soll hier kommentarlos mit einer Frage stehen bleiben:

Nachdem ein Säugling seine Schluckimpfung gegen Kinderlähmung erhalten hat, atmet die Mutter sichtlich auf und erklärt glücklich: «Jetzt bist du geschützt vor der Kinderlähmung», und zum Arzt gerichtet: «Ich habe nämlich eine Kinderlähmung gehabt». Erst jetzt bemerkt dieser, dass die Mutter humpelt. Auf Nachfrage erzählt sie, dass sie als Kind zwei Wochen vor der Lähmung die Schluckimpfung bekommen habe. Dass sie mit großer Wahrscheinlichkeit eine Impfpoliomyelitis durchgemacht hat, war ihr nicht bewusst, nur dass ihre eigene Mutter sich wegen dieser Lähmung schämte und das Ereignis verdrängt hat. Die junge Mutter wirkte ausgeglichen, natürlich und frisch und identifizierte sich offensichtlich voll mit ihrer Situation. Ob der vermutliche Impfschaden damals gemeldet wurde, war ihr nicht bekannt und interessierte sie eigentlich auch nicht. Ob sie sich genauso entwickelt hätte, wenn damals ein Impfschaden angemeldet und anerkannt oder gar abgelehnt worden wäre? Ihr eigenes Kind hat die Schluckimpfung gut vertragen.[2]

Impfpoliomyelitis

Weitere Beispiele finden sich in einem Buch,[3] das viele unerwartete Impfverläufe und deren Aufklärung enthält. Dort werden unter der Rubrik «Vorschläge und Beispiele zur Bewertung» zehn Fälle kompakt dargestellt. Sechs davon sollen kommentiert werden. Die Darstellung der Fragen und Antworten wird dabei auf die wesentlichen Aussagen verkürzt (die medizinischen Ausdrücke sind «übersetzt»).

weitere Beispiele

» *1. Fragestellung: 24 Stunden nach Erstimpfung mit DPT werden bei einem Kind 40° Fieber, Erbrechen, Schock, Hirnhautreizung, beschleunigte Atmung, Gelenkschmerzen, Nesselfieber und Anämie festgestellt. Die Laboruntersuchungen ergeben Antikörper gegen Parvo-Virus B 19, IgM und IgG, d.h. rasch und langsam entstehende Immunglobuline. Handelt es sich um eine Impffolge?*

› *Antwort: Es lag eine Parvo-Virus-B-19-Infektion des Säuglings vor und es handelte sich um ein zufälliges Zusammentreffen mit der Impfung.*

Kommentar: Die genannte Infektion verläuft meist stumm. Wenn sie sichtbar wird, sind es die harmlosen Ringelröteln, die meist ohne Beeinträchtigung des Allgemeinbefindens verlaufen. Das akute Krankheitsbild hatte wahrscheinlich auch keine bleibenden weiteren Folgen. Aber die ungewöhnliche Schwere der Symptome kann durchaus mit der Tatsache der Impfung zusammenhängen. Kausalanalytisch formuliert: Es ist möglich, dass einerseits das Zusammentreffen von Impfung und Parvo-B-19-Infektion zufällig stattfand, andererseits die Schwere der Erkrankung durch die Impfung mitbedingt war.

ungewöhnliche Schwere der Symptome

2. Fragestellung: 10 Tage nach einer Masern-Impfung treten Zittern, Kreislaufzentralisation (kühle, blasse Haut), 40° Fieber, Vigilanzschwankungen (Störungen des Wachseins) und ein Ausschlag auf. Die Laboruntersuchungen ergeben eine EBV-Infektion (Epstein-Barr-Virus = Erreger des «Pfeiffer'schen Drüsenfiebers»). Impffolge?

Antwort: Es handelte sich nicht um einen Impfschaden.

vielleicht milderer Verlauf

Kommentar: 6 bis 11 Tage nach einer Masern-Impfung kommt es in wenigen Fällen zu Ausschlägen und Fieber, den sog. Impfmasern. Vom Gesichtspunkt der Masern-Immunität sind diese Erscheinungen sinnvoll. Ein Schaden ist aus dem Bericht nicht zu entnehmen, aber vielleicht wäre die EBV-Infektion ohne Impfung milder verlaufen – bei Kindern läuft sie oft auch stumm ab – und dem Kind wären Lumbalpunktion, EEG, Schädel-CT und Blutabnahmen erspart geblieben. Unter Umständen kommt auch eine Ansteckung in der Impfpraxis in Frage, wenn die Gelegenheit zu Speichelkontakt mit anderen Kindern gegeben war (Inkubationszeit 10 bis 50 Tage).

3. Fragestellung: Innerhalb einer Impfstudie erkrankten zwei Säuglinge im 4. Lebensmonat wenige Tage nach der ersten DPT-Impfung an starken Brechdurchfällen mit Austrocknung, Säuerung und Schock. Gefunden wurden im Stuhl Rota-Viren (die in diesem Alter für so schwere Verläufe bekannt sind).

Antwort: Es liegt kein Impfschaden vor.

Infektion beim Impftermin?

Kommentar: Die Wahrscheinlichkeit, dass sich die Säuglinge die Infektion beim Impftermin geholt haben, ist nicht gering.

4. Fragestellung: 48 Stunden nach einer ersten Hib-Impfung erkrankte ein zweijähriges Kind an einer eitrigen Hirnhautentzündung durch Meningokokken.

Antwort: Es handelte sich nicht um einen Impfschaden.

Kommentar: Die Inkubationszeit dieser Art von Hirnhautentzündungen beträgt meist unter 4 Tagen (1 bis 10). Nicht jeder, der angesteckt wird, erkrankt daran. Auch hier kann die Ansteckung beim Impftermin erfolgt sein, und es bleibt die Frage, ob das Impfereignis das Angehen der Infektion und die Schwere der Krankheit nicht doch gefördert hat.

» *5. Fragestellung: 8 Tage nach einer zweiten DPT-Impfung treten erhöhte Temperaturen bis 38° und BNS-Krämpfe auf (Blick-Nick-Salaam, d.h. ein schweres Anfallsleiden). Die Untersuchungen deuten auf eine vorbestehende Hirnschädigung, auch ein Onkel hatte eine Epilepsie. Im Liquor finden sich Borrelien-Antikörper.*

› *Antwort: Es liegt kein Impfschaden vor. Als Trigger (=Auslöser) ist die Neuro-Borreliose nicht auszuschließen.*

Kommentar: Nicht jede Borreliose (eine durch Zecken übertragene Krankheit) muss das Nervensystem erreichen. So bleibt die Frage offen, ob die Impfungen an der Ausweitung der Borreliose und damit der Triggerfunktion für das BNS-Leiden beteiligt waren.

«Triggerfunktion»?

» *6. Fragestellung: Nach morgendlicher erster Keuchhusten-Impfung eines Zweijährigen treten abends 39,8° Fieber, kurze Bewusstlosigkeit, Augenverdrehen, bläuliche Verfärbung auf. Bei der stationären Aufnahme ist das Kind bei Bewusstsein, wirkt sehr krank, hat eine metabolische Azidose (Stoffwechsel-Säuerung). Am Folgetag blutig schleimige Stühle mit dem Keim Salmonella enteritidis. In den Folgetagen erkrankten auch die anderen Familienangehörigen daran.*

› *Diagnose: Systemische Salmonellose* mit Fieberkrampf im Beginn. Kein Zusammenhang mit der Schutzimpfung.*

Kommentar: Die Mehrzahl der Salmonellosen fängt mit Bauchschmerzen und Durchfällen an, zu denen sich mäßiges Fieber gesellt. Gelegentlich kann das Fieber auch vorangehen, doch sind Fieberkrämpfe selten. Da Fieberkrämpfe nach Keuchhusten-Impfung nicht ungewöhnlich sind, könnte die Diagnose ebenso «Fieberkrampf nach Pertussis-Schutzimpfung, kompliziert durch beginnende systemische Salmonellose» lauten.

Ursache des Fieberkrampfes?

* Salmonellen verursachen infektiöse Darmentzündungen (sog. Lebensmittelvergiftungen) oder septische Erkrankungen (Typhus); «systemisch» heißt, dass die Krankheit nicht nur an einem Organ, z.B. dem Darm, abläuft.

Keines dieser Beispiele zeigt als Impffolge Krankheiten, die von der Impfung selber stammen. So etwas wäre z.B. bei Spritzen-Abszessen oder Allergien auf eine Begleitsubstanz im Impfstoff der Fall. Beides ist selten. Dass andere Krankheiten gebahnt werden oder im Zusammenhang mit einer Impfung ihren Verlauf ändern, liegt näher (evtl. die zitierten Fälle 1, 2, 3 und 4). Auch kann bei Gelegenheit einer Impfung eine Ansteckung erfolgen (evtl. Fälle 3 und 4).

Beeinflussung anderer Krankheiten

Es ist wichtig zu betonen, dass es sich bei *allen* in den obigen Beispielen gegebenen Antworten um *Annahmen* handelt, die nicht bewiesen und nicht beweisbar sind. Man kann ihr Zutreffen höchstens an den jeweils angegebenen Gründen für mehr oder weniger wahrscheinlich halten. Der Grad der Wahrscheinlichkeit, den man einer Annahme zuschreibt, bleibt dabei subjektiv.

nicht beweisbare Annahmen

So hält es Wiersbitzky im zuletzt angeführten Fall für wahrscheinlich, dass kein Zusammenhang zwischen den schweren Krankheitserscheinungen und der Schutzimpfung besteht. Ein Beweis liegt durch den gleichzeitigen Nachweis einer Salmonellose keineswegs vor.

Als Auslöser oder «Verstärker» für andere Krankheiten rangiert das Ereignis Impfung natürlich nur als eine – vergleichsweise bedeutende – Möglichkeit unter vielen. Schlafentzug, nicht voll überstandene Krankheiten, Drogen, Angst, das Festgehaltenwerden von Fremden während einer Impfung, der Schmerz einer Injektion können solche Anlässe oder Verstärker sein. Und noch viele andere «zufällige» und sehr individuelle Ereignisse können von Einfluss sein.

andere Auslöser oder «Verstärker»

Von Interesse ist auch die schon erwähnte israelische Studie über Infekte vor und nach Säuglingsimpfungen mit DTP-Impfstoff: In den vier Wochen nach der Impfung hatten die Säuglinge signifikant mehr fieberhafte Episoden, Luftwegsinfekte und Durchfälle als in den vier Wochen vor der Impfung.[4]

«verborgene Krankheitswege»

Wie verborgen sich ein Weg in eine schwere Krankheit bahnt, mag folgendes Beispiel zeigen:

In der Vorgeschichte eitriger Hirnhautentzündungen, besonders bei Hib und Pneumokokken als Erregern, werden immer wieder kurz vorher auftretende harmlose Infekte der oberen Luftwege oder des Darmes beschrieben. Beide Keimarten werden bei etwa 5% aller Kinder bei Reihenuntersuchungen in der normalen Rachenflora gefunden. Eine leichte virale Schleimhautentzündung des Rachens kann das

Eindringen der gefährlichen Keime in die Blutbahn fördern, weil die Barrierefunktion der Schleimhaut durch die schon vorhandene Entzündung herabgesetzt ist. Zum Krankheitsausbruch kommt es jedoch viel seltener, als es die Häufigkeit des Zusammentreffens von Infekten und Besiedelung mit einem der Keime vermuten lässt. Als noch weniger spezifische, aber u.U. entscheidende Auslöser müssen die oben genannten seelischen und körperlichen Umstände angesehen werden. Mit anderen Worten: Man kann vorsorgend und pflegerisch viel tun, um Komplikationen einer Keimbesiedelung zu verhindern. Dabei wird deutlich, dass Angst immer ein schlechter, dagegen besonnene, vertrauensvolle Stimmung ein besserer Ratgeber ist.

Angst ist ein schlechter Ratgeber

Für unsere Impfpraxis folgt aus den Beispielen, dass wir *bei banalen frischen Infekten* oder nach fraglicher Ansteckung aus der Umgebung, entgegen der STIKO-Empfehlung, *nicht impfen*. Im Hinblick auf die genannten seelischen Umstände sollte darüber hinaus eine Impfung so wenig wie möglich traumatisieren: Dazu gehören *eine entschiedene, vertrauensvolle Haltung der beteiligten Erwachsenen; das Vermeiden von Sätzen wie «Du brauchst keine Angst zu haben»; das Festhalten des Kindes sollte bei der Impfung möglichst ein Elternteil besorgen;* und schließlich sollte der impfende Arzt die Chance erhalten, dass er dem Kind nachher eine kleine Überraschung als Trösterchen geben darf, jedenfalls bei Impfungen im 2. Lebensjahr.

möglichst wenig traumatisieren

Fördern Krankheit oder Impfung Gesundheit und Entwicklung?

Wenn man Eltern fragt, wie sich ihre Kinder nach überstandenen Krankheiten entwickelt haben, kommen oft auch erfreuliche Feststellungen. Eine Kinderärztin und einige Eltern waren bereit, darüber schriftlich zu berichten (hier verkürzt übernommen):

erfreuliche Feststellungen

Zwei Masernfälle:
Ein Mädchen, 5 Jahre, 2. Kind, gesunde Eltern. Zart, blass, energisch. Als Kleinkind bis zum 2. Lebensjahr schwere Neurodermitis, oft krank mit Fieber und Bronchitis.

Seit 2 Jahren quasi ständig ausgeprägte multiple eitrige Abszesse hauptsächlich an Oberschenkel und Gesäß (sämtliche Therapien eigentlich erfolglos).

keine Abszesse mehr

Bekam Masern mit hohem Fieber, aber ohne Komplikationen. Seitdem (ein knappes halbes Jahr) keine Abszesse mehr.
Ihr Bruder, 8 Jahre, in der Schule unkonzentriert, etwas lernschwach, unruhig.
War 4 Wochen wegen Masern zu Hause. Danach meldete sich die Lehrerin und fragte, was mit dem Kind gemacht worden sei, da es so gute Fortschritte in der Schule aufweise, sich konzentrieren könne und gut mitarbeite.

Entwicklungsschub

«Bei C. konnten wir einen richtigen Entwicklungsschub erleben, z.B. im kreativen Bereich – Zeichnungen –, im grobmotorischen Bereich – Rollschuh- und Rollerfahren – und im kognitiven Bereich.
Bei J. konnten wir keine Entwicklungsschritte beobachten.»
(Die Kinder hatten Masern gehabt.)

S. war nach einer fünfwöchigen krankheitsbedingten Abwesenheit der Mutter sehr anhänglich geworden. Ein Jahr später erkrankte sie recht heftig an Mumps. 14 Tage später schauen Mutter und Tochter bei Freunden herein: «Mutter, ich bleib heute hier.» – Als der Vater sie abends abholen wollte, hätte sie lieber noch dort geschlafen. Sie ist auch eigensinniger geworden: «Ich will das aber nicht.» (Die Eltern freuten sich darüber!)

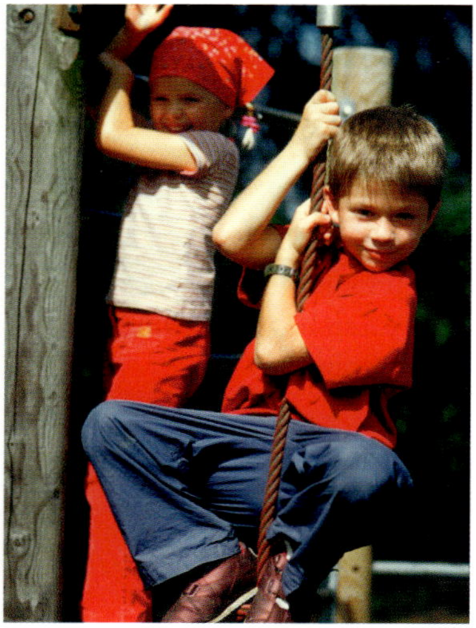

Immer wieder beobachten Eltern, dass ihre Kinder nach einer überstandenen Krankheit einen Entwicklungsschub erleben. Dieser kann sich durch Fortschritte im kreativen Bereich, in der Grobmotorik oder auch im kognitiven Bereich bemerkbar machen.

Mit einem Jahr wog die vier Wochen zu früh geborene A. nur 7 kg. Da erkrankte sie an einer schweren eitrigen Hirnhautentzündung. Nach Ausheilung und Erholungsaufenthalt blieb sie noch labil, hatte viele Infekte mit Fieber, Husten, Schnupfen und Mittelohrentzündungen. Sie war sehr anhänglich und musste viel getragen werden. Mit dreieinviertel Jahren bekam sie hintereinander Windpocken, Masern, Mittelohrentzündung, Röteln, laufend Infekte und zuletzt Keuchhusten. Dieser dauerte fast drei Monate. Sie schlief bei der Mutter, hustete oft ohne Unterbrechung und nässte nachts ein. «Danach veränderte sie sich stark, ging allein hinaus zum Spielen, besuchte von sich aus andere Kinder, fing an schön zu singen und sprach das Tischgebet mit. Anschließend war sie nicht mehr krank, ging mit Begeisterung in den Kindergarten und machte die umgehenden Infekte nur noch abgeschwächt durch.»

Selbstständigkeit und gesundheitliche Stabilität

«M. war künstlerisch begabt, Lesen, Schreiben, Rechnen waren mühsam. Mit 9 Jahren bekam er hintereinander Windpocken, Masern und Keuchhusten. Nach den Masern änderte sich sein Aussehen. Die Ähnlichkeit mit dem Vater verringerte sich, dafür ähnelte er mehr der mütterlichen Familie … Das Erstaunlichste war, dass er nun mit Begeisterung las.»

«… Nach den Masern sieht N. sehr verändert aus. Das schmale Gesicht ist rund geworden, er ist noch einmal in die Länge gegangen, der kleine N. ist weg, da ist etwas anderes, keine Ähnlichkeit mehr mit meinem Mann. Jetzt habe ich eine vage Vorstellung, wie er vielleicht als Jugendlicher aussehen wird. Auch andere sagen: Meine Güte, hat das Kind sich verändert.»

äußerliche Veränderungen

Aber was hat diese Mutter davor durchgemacht?

«Abschließend kann ich sagen, ich bin froh, diese Erkrankung geschafft zu haben. Sie hat uns an Grenzen gebracht, ich hatte Angst, das Kind könnte sterben, vor allem in einer Nacht. Aber so zueinander gebracht zu werden durch eine Krankheit, das war schon etwas Besonderes. Ich hatte oft das Gefühl, N. ist nicht ganz in sich, und deshalb musste ich ihn halten. Es war mir unheimlich. Aber dank der guten Begleitung von Frau Dr. S. konnten wir gemeinsam da durch

Grenzerfahrung

gehen. Heute bin ich froh, wir haben es geschafft und es hat gut getan. Während der Krankheit haben wir manchmal überlegt, ob wir ihm und uns das nicht durch eine Impfung hätten ersparen können. Doch unser Respekt und Misstrauen vor Impfstoffen ist nach der gewaltigen Erkrankung nur noch gewachsen. Für meinen Mann sowieso, er hat Vertrauen in unseren Sohn und würde ihn gegen eine Kinderkrankheit niemals impfen.»

Vertrauen

Andere Eltern berichten vom Trockenwerden nach einer Kinderkrankheit, von größerer Selbstständigkeit, vom Sehen der Welt in kräftigeren Farben. Skeptiker finden das aus der Distanz alles verständlich: «Die Zuwendung hat das Kind gefördert.» Dabei hatten die Eltern doch Angst, und eigentlich müsste ein Kind nach so starker Zuwendung viel mehr an den Eltern hängen. Von psychologischer Seite könnte man vermuten: Die Erleichterung der Eltern nach überstandener Krankheit überträgt sich positiv auf das Kind.

Persönlichkeitsentwicklung

Im Brief der zuletzt zitierten Mutter spricht sich jedoch mehr aus: Die Beziehung hat durch die Prüfung eine neue Qualität bekommen – die Persönlichkeiten wachsen durch solche Ereignisse aneinander. Nicht dass man sie herbeiwünscht, aber sie anzunehmen ist vielleicht entscheidend für die Wendung zu positiven Entwicklungsschritten.

Elternbefragung

Eine Elternbefragung in einer kinderärztlichen Praxis, in der 1988 noch viele Masernkinder behandelt wurden (wobei von 251 Angeschriebenen 226 geantwortet hatten), ergab: Über die Hälfte hatten positive Eindrücke nach den Masern, etwa ein Drittel hatte keine Veränderungen bemerkt, und etwa 12%, d.h. eines von acht Kindern, waren danach ängstlich oder empfindlich, unleidlich oder quengelig oder noch lange erschöpft.[1] Dabei ist zu berücksichtigen, dass es Kindern und auch Eltern sicherlich schwerfällt, eine Krankheit mit «Gewinn» durchzumachen, wenn sie während der Krankheit wenig Unterstützung bekommen und die Stimmung in der Umgebung einer Krankheit gegenüber eher negativ ist und bleibt.

Derselbe Kollege sammelte später wieder mit Hilfe von Fragebögen aus seiner und mehreren anderen Praxen die Masernverläufe von insgesamt 886 weiteren Patienten.[2] Die Fragen nach Entwicklungsfortschritten wurden unter 415 Angaben 254-mal positiv, 9-mal negativ beschrieben. Von 944 Angaben zur Frage nach Angst vor Komplikationen antwortete ein Drittel der Eltern mit Ja, zwei

Drittel (662) verneinten sie. Von 664 Eltern antworteten 645, dass sie ihr Kind auch jetzt nicht gegen Masern impfen würden. – Ein 9-jähriger Junge starb an einer Masernpneumonie, plötzlich und bevor der Arzt ihn gesehen hatte.

Oft besteht ein deutlicher Unterschied zwischen Eltern von voll-, wenig oder nicht geimpften Kindern. Wer noch vor einer Krankheitserfahrung an seinem Kind lediglich die Impftermine mit drei- bis sechsfachem Vorbeugungsspektrum als einziges Signal dafür erlebt, dass Krankheiten schädlich, sinnlos, anstrengend und Angst erregend sind, hat weniger Vertrauen in die Selbstheilung (s. Salutogenese S. 130) seines Kindes als Eltern, die im Laufe des ersten Lebensjahres unbefangen die Entwicklung ihres Kindes miterleben und die ersten fieberhaften Infekte mit ihnen durchzustehen lernen, bevor mit Impfungen begonnen wird.

Vertrauen in die Selbstheilung

In der Praxis ist manchmal zu hören, dass ein Kind vom Zeitpunkt der Impfung an erstmals und evtl. immer wieder Infekte durchmacht. Eine Studie bestätigt auch diese Möglichkeit.[3] Eine ähnliche Erfahrung machen Eltern beim Eintritt des Kindes in den Kindergarten. Die darauf folgenden zwei Winter voller Infekte sind natürlich ein Zeichen gesunder Immunisierungen. Ebenso kann ein Infekteinbruch nach Impfung nicht nur als Impffolge, sondern zusätzlich auch als Zeichen einer «Wartezimmer-Ansteckung» gedeutet werden.

Infekteinbrüche

Dass früh durchgemachte Infekte die Häufigkeit von späteren Allergien, insbesondere von Asthma mindern, ist inzwischen bekannt und anerkannt.[4] Immunologen beobachten auch, dass nach manchen Impfungen indirekt die Bildung von IgE angeregt wird, einem Eiweiß, das Allergisierung im Körper anzeigt. In die gleiche Richtung weisen auch Ergebnisse einer schwedischen Studie, in der Waldorfschüler mit anderen Schulkindern hinsichtlich Allergien und Lebensstil verglichen wurden.[5]

spätere Allergien

Schon vor Generationen war Ärzten aufgefallen, dass an Krebs Erkrankte in der Vorgeschichte wenig oder keine Kinderkrankheiten und Infektionskrankheiten anzugeben wussten. Eine Fragebogenerhebung in Schweizer Arztpraxen bestätigte vor einigen Jahren diese Erfahrung noch einmal deutlich.[6]

Krebs

Zwar lassen sich solche Zusammenhänge nach den heutigen Erwartungen an klinische Studien weder beweisen noch widerlegen, weil die erforderlichen Zeiträume für prospektive Untersuchungen viel zu groß sind. Dennoch liegt es nahe, dass Infekte und «Kinderkrankheiten» einschließlich der früher üblichen Tuberkulose-Ansteckung in der Lage waren, das Immunsystem im Hinblick auf die Überwindung von Zellwucherungstendenzen und Karzinomen zu stärken.[7]

Stärkung des Immunsystems

Diese Ergebnisse decken noch ein anderes Problem auf: Wie will man, wenn die Masern und andere Infektionen durch Impfkampagnen überall auf ein Minimum gedrückt oder ausgerottet werden, überhaupt noch die Wirksamkeit und die immunologischen guten oder schädlichen Folgen der Impfungen erkennen können? Nebenwirkungen oder Folgen lassen sich nur im Vergleich von Geimpften, Ungeimpften und Erkrankten feststellen. Dies ist ein weiterer schwerwiegender Grund, keinen Druck auf diejenigen Bevölkerungsteile auszuüben, die hinsichtlich der Impfungen zurückhaltend sind. Sie müssen nur sachlich aufgeklärt werden. Den fünfzehn Ministern der EU-Länder, die den Plan für die Masern-Elimination bis zum Jahr 2007 unterschrieben haben, ist sicher nicht bewusst, dass dies unter Umständen noch andere Folgen, auch negative, für die Gesundheit der Bevölkerung haben kann.

mögliche Folgen von Impfkampagnen

Das gesunde und kranke Immunsystem

Unter der Bezeichnung «Immunsystem» fassen wir die Fähigkeit des Organismus zusammen, seine Einheit nach außen und innen zu erhalten (s. auch Einleitung). Es soll hier noch ein kurzer Einblick in den Umfang der Aufgaben des Immunsystems gegeben werden.

Als Träger der Immunfunktionen sind die Leukozyten mit ihren ungemein vielseitig spezialisierten Eigenschaften und Wirkstoffen erkannt worden. Alle an den Immunvorgängen beteiligten «weißen» Blutzellen stammen – wie die roten Blutkörperchen und Blutplättchen – von Blutstammzellen ab.

weiße Blutkörperchen

Man unterscheidet bei den weißen jene ausgereiften Zellarten, die ihre Funktion unmittelbar und unspezifisch im fließenden Blut ausüben (Granulozyten), andere, die ins Gewebe auswandern und dort bleiben (Makrophagen, Mastzellen),

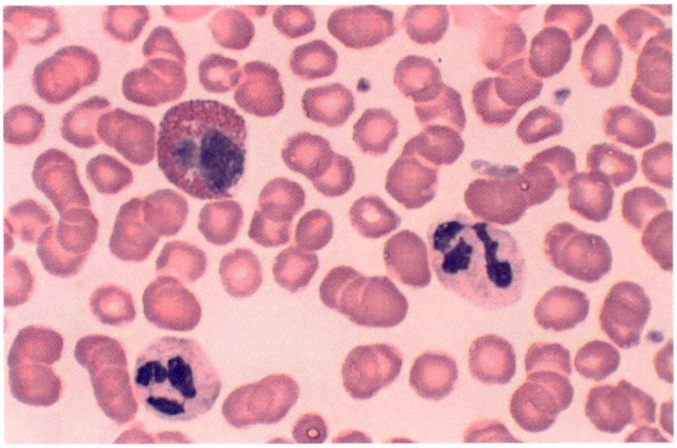

Träger der Immunfunktionen sind vor allem die Leukozyten, die weißen Blutkörperchen – im Blutbild an ihrer Größe, der Granulierung und dem bläulich-violett eingefärbten und segmentierten Kern zu erkennen.

verschiedene Leukozytenarten

eine große Gruppe, die noch im Knochenmark eine Ausreifung zur Antikörper-bildenden B-Zelle durchmacht, eine andere Gruppe, die im Thymus eine Weiterbildung zur T-Zelle erfährt, welche die zellvermittelte Immunität «übernimmt». Beide Zellarten werden im Blut zu den Lymphknoten transportiert. In ihnen begegnen sie den Antigenen aus der Peripherie der Lymphgefäße und spezialisieren sich an ihnen weiter entweder im genannten Sinne oder zur Abtötung infizierter Zellen und Aktivierung anderer Zellen. – Die Organe des Lymphsystems umfassen außer den schon genannten noch die Mandeln, den Wurmfortsatz des Blinddarms, die Peyer'schen Plaques des Dünndarms und die Milz, die Lymphspalten und -gefäße durch den ganzen Körper und ihren Zusammenschluss im Milchbrustgang (Ductus thoracicus), der die Lymphe in die große obere Hohlvene abgibt.

Fremdeinwirkungen

Die in der Einführung geschilderten Immunreaktionen sind nur ein Ausschnitt der vielfältigen Funktionen des Immunsystems. Zu den Fremdeinwirkungen gehören neben den Viren und Bakterien auch Pilze, Ein- und Mehrzeller (wie z.B. Würmer) oder Gifte, ebenso aber jede Art von Verletzung durch Unfall, Bestrahlung, Kälte oder Wärme. Allgemeinreaktionen können von lokalen meist am Auftreten von Fieber unterschieden werden. Eine Wundheilung kann primär, d.h. ohne Eiterbildung, vor sich gehen, wenn das Gewebe gesund durchblutet ist. Eiterbildung deutet auf eine verstärkte Abwehr an den Körperoberflächen oder im entzündeten Gewebe nach einem verstärkten Eindringen der Erreger. Nur durch massive Leukozyteneinwanderung in den gestörten Bereich kann das weitere Vordringen der Erreger abgehalten werden. Das Eindringen und Vermehren von

Keimen ins und im Blut deutet auf eine Blutvergiftung (Sepsis) und zeigt immer ein im Verhältnis zur Infektion zu schwach werdendes Abwehrsystem an.

Viruserkrankungen hingegen provozieren in der Regel keinen Eiter, sie können aber u.U. bakterielle Krankheiten begünstigen.

Kontrolle über Zellauf- und -abbau

Weniger bekannt sind die Kontrollfunktionen des Immunsystems über den richtigen Zellauf- und -abbau und die Überwindung beginnender Zellwucherungen. Man rechnet heute damit, dass viele Menschen solche Entartungstendenzen haben, ohne gleich an Krebs zu erkranken. Ihr Immunsystem kann die wuchernden Zellen in Schach halten. Auch der Abbau alternder und funktionslos gewordener Zellen gehört hierher.

Die Abstoßung von transplantierten Organen und die Schwierigkeit ihr vorzubeugen zeugen vom hohen Grad der Individualisierung des menschlichen Körpers, solange er lebt. Diese Fähigkeit wird hauptsächlich der Vielfalt und individuellen Mischung von Antigenen an den menschlichen Lymphozyten zugerechnet.

Das wunderbare Gegenstück der Gewebsabstoßung ist die Toleranz des mütterlichen Organismus gegenüber dem Embryo, welche in der Gebärmutter dem Embryo die Entwicklung zum lebensfähigen Neugeborenen ermöglicht, obgleich er – biologisch gesehen – eine erbungleiche «Einpflanzung» (ein Implantat) ist.

Vergleich mit Blutfunktion

Ein Vergleich mit den allgemeinen Blutfunktionen mag die Funktion des Immunsystems noch genauer charakterisieren: Das Blut versorgt und entsorgt jeden Ort des Körpers nach dessen besonderen Aufgaben und Bedürfnissen – mit allem, was er braucht und was er weitergibt. Es gewährleistet und repräsentiert in besonderem Maße die Einheit des Organismus an jeder Stelle in «vollster Zuwendung» (zu Lunge, Leber, Muskulatur, Niere, Gehirn usw.). Die Immunfunktionen repräsentieren darüber hinaus die individuelle Einzigartigkeit dieses Organismus. Mit anderen Worten: Im Immunsystem drücken sich die «organisch gewordenen Lebenserfahrungen» aus – nämlich die immunisierenden Ereignisse – in einer individuellen Reaktionsstärke in der Gegenwart und für die Zukunft.

Einzigartigkeit des Organismus

Dennoch und sicher gerade wegen dieser wichtigen Aufgaben des Immunsystems ist es in besonderer Weise krankheitsanfällig:

Krankheitsanfälligkeit des Immunsystems

- Wir können an bösartigen Leukämien, Lymphogranulomen und Lymphosarkomen erkranken, wenn die einzelnen Zellarten des Immunsystems in ihren Vorstufen selbst entarten.
- Wir können «organisch überempfindlich» werden gegen Außeneinflüsse. Im Organismus drückt sich dies in allergischen Reaktionen aus – auf der Haut als konstitutionelle oder spezifische Ekzemneigung, in den Atmungsorganen als Heuschnupfen oder Asthma, im Darm als Nahrungsmittelallergien. Zu Beginn des 20. Jahrhunderts waren diese Krankheiten selten und sind es noch in Gegenden, in denen moderne Lebensgewohnheiten geringen Einfluss haben.
- Unsere Organisation kann «irrtümlich» auch eigenes Gewebe als fremd verkennen und dadurch zu den chronischen Autoimmun- oder Autoaggressionskrankheiten führen. Diese wurden etwa in der Mitte des 20. Jahrhunderts als solche entdeckt. Dazu gehören z.B. der jugendliche Diabetes, bestimmte Formen von chronischem Gelenkrheumatismus, multiple Sklerose und viele andere. Teilweise nehmen diese Krankheiten, wie z.B. der jugendliche Diabetes, deutlich zu.
- Schließlich breitet sich seit 20 Jahren die erworbene Immunschwäche (Acquired Immune Deficiency Syndrome = AIDS) über die ganze Erde aus, besonders verheerend aber in Schwarzafrika. Sie setzt das Immunsystem langsam außer Funktion und öffnet so den Organismus für alle Infektionskrankheiten mit schweren untypischen Verläufen. In der Geschichte der Medizin ist diese Krankheitsart beispiellos.

Nervensystem und Immunsystem

Doch gibt es auch immer deutlichere Hinweise, dass Gesundheit und Widerstandsfähigkeit mit der Persönlichkeit und ihrem Verhältnis zur Umwelt zu tun haben. Die neuroimmunologische Forschung hat vielfältige Beziehungen zwischen Nervensystem und Immunsystem aufgedeckt. Beide bilden bei jeder Aktivierung sogenannte Botenstoffe, die sich weitgehend ähneln und die Wechselbeziehung zwischen beiden Systemen ermöglichen. (Eine kurze lebendige Schilderung findet sich in dem Buch «Gewaltige Medizin» von Hans-Ulrich Albonico.[2]) Während diese Forschung den pathogenetischen Zusammenhang von akuten Stresssituationen und späteren chronisch-seelischen Bedrückungen aufdeckte, fand der Medizinsoziologe Aaron Antonovsky[3,4] an Überlebenden des Holocaust die Bedingungen von Gesundheit trotz überwältigend scheinender Erlebnisse. Er stellte fest, dass für einige Menschen gefährliche und schlimme Ereignisse nicht zu einer Schwächung, sondern zur Vermehrung ihrer Kraft und Belastbarkeit führten. Da die Medizin heute fast nur nach den Entstehungsbedingungen der Krankheiten fragt – der Pathogenese –, stellte Antonovsky die Frage der Salutogenese, d.h. wie Gesundheit entsteht und sich erhält. Er entwickelte ein Modell, das inzwischen vielfach beachtet wird und Anlass für Forschungen gibt.

wie entsteht Gesundheit?

Drei Begriffe können die Salutogenese veranschaulichen. Mit jedem Stress und jeder Überforderung entstehen sozial, psychisch oder funktionell im Organismus Ungleichgewichte (Heterostase), die sich wieder ausgleichen müssen (Homöostase). Salutogenetisch gedacht ist dies ein *aktiver Überwindungsprozess*, der zur Stabilisierung der körperlichen Gesundheit beitragen kann.

Salutogenese

Seelisch entspricht dem, was Antonovsky als «*sense of coherence*» beschreibt – ein Gefühl bzw. der Sinn für den Zusammenhang der Ereignisse, eine offene Grundhaltung gegenüber der Welt und dem eigenen Leben durch eine sinnstiftende «Weltanschauung» (nach Bengel[6]).

Kohärenzgefühl

Dieses Kohärenzgefühl kann durch viele individuelle, soziale oder kulturelle Einflüsse gestützt werden, die er *Widerstandsressourcen* nennt, d.h. Reserven oder Kraftquellen in Leib, Seele und Geist, die den «Stressoren» gegenüber mobilisiert werden. Einflüsse, die das Gegenteil bewirken, nennt er Widerstandsdefizite.

Es gehörte nicht zu Antonovskys wissenschaftlichem Anliegen, sein Modell menschenkundlich auszuschöpfen. Der Begriff des Kohärenzgefühls trifft aber exakt Erfahrungen, die jeder an sich und anderen Menschen machen kann: Es ist die Fähigkeit, mithilfe von Gedanken und Gefühlen Eindrücke und Vorkommnisse aus der Umgebung sinnvoll zu ordnen und in das eigene Weltbild bzw. den eigenen Weltbezug zu integrieren. Je besser es einem Menschen gelingt, mit sich selbst und seiner Umgebung kohärent zu sein, d.h. ein möglichst hohes Maß an Sich-eins-Fühlen und Einigsein herzustellen, desto eher fühlt er sich seelisch-emotionell gesund, «heil», ganz.

Viele Erlebnisberichte aus Konzentrations- oder Gefangenenlagern aus entwürdigenden Bedingungen mit Hunger, Kälte und Folter be-

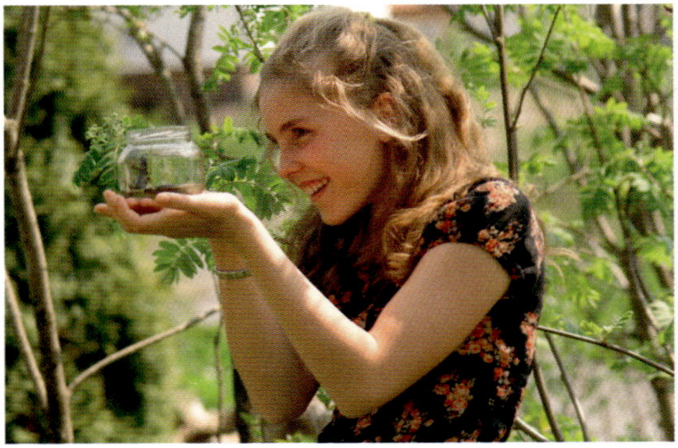

Freude an der Welt, die uns umgibt, das Gefühl, sie zu begreifen und als ein sinnvolles Ganzes zu erleben – auch das macht unser Immunsystem widerstandsfähig.

stätigen, dass diejenigen Menschen sie besser überstehen konnten, die noch geistig-ideelle Quellen hatten wie Glaube an Gott, Liebe und Freundschaft zu einem Menschen, kulturelle Verbundenheit mit Lyrik und Literatur usw.

geistig-ideelle Quellen

Von hier aus wird deutlich, dass unsere Vorstellungen vom Immunsystem alleine noch lange nicht den Umfang dessen, was menschliche Gesundheit ist, ausfüllen. Gesundheit erweist sich als ein einzigartiges integratives Geschehen leiblicher, seelischer und geistiger Tätigkeiten des Menschen.

Das ärztliche Aufklärungsgespräch. Wie entsteht Entscheidungssicherheit?

Auch wer dieses Buch nur überfliegt, ist inzwischen darüber aufgeklärt, dass ein ärztliches Gespräch nicht ausreichend sein kann, um sich ein eigenes Urteil über die vielen Impfungen und ihre Umkreisthematik zu bilden. Vielmehr ist der Hauptanteil aller Informationen von den Interessenten selbst zu erwerben, wenn sie selbst entscheiden wollen. Impfaufklärung ist demnach vorwiegend Selbstaufklärung.

sich zusätzlich selbst informieren

Das Gespräch mit der Hausärztin oder dem Hausarzt hat eher die Aufgabe, Vorstellungen zu ergänzen oder zu korrigieren, jedenfalls aber zu prüfen, ob man einen gemeinsamen Nenner für die durchzuführenden Impfungen findet, ob man sich aufeinander einlassen kann. Wenn ja, dann entsteht Vertrauen, das unter Umständen auch trägt, wenn ungewünschte Verläufe von Krankheiten oder Impfungen auftreten.

Vertrauensbildung

Was die Impfungen betrifft, so wurden die typischen und seltenen Nebenwirkungen im Wesentlichen genannt und auf die Fachinformationen der Hersteller wurde hingewiesen. Zu den Krankheiten muss noch einmal erinnert werden, was am Anfang des speziellen Teiles schon genannt wurde: Krankheitsverläufe sind prinzipiell als offen anzusehen, die Zahl der Variationen ist unbestimmbar wie das Leben selbst. Was der einzelne Arzt beisteuern kann, sind seine Erfahrungen, und diese werden bei bestimmten Infektionskrankheiten immer geringer. So ist es nahe liegend, dass sich zunehmend nur noch eine unbestimmte Angst gegenüber diesen Infektionskrankheiten ausbreitet und es schwerer wird, dagegen anzugehen.

klare Signale oder echte Fragen?

Bei den sogenannten Aufklärungsgesprächen lassen sich klare Signale, in welche Richtung das Gespräch gehen soll, deutlich von echten Fragen unterscheiden, die zur ausführlichen Beratung führen:

«Einen Keuchhusten bei meinem Kind tue ich mir nicht an; wochenlang jede Nacht ein paarmal raus ...»

«Bei meinem Kind nicht. Ich sehe nicht ein, dass alle Säuglinge so früh immer wieder gestochen werden.»

«Alles, was im Plan steht. Die wissen es doch am besten.»

«Ich habe ein Buch gelesen, dass Impfungen mehr schaden als nützen und viele Krankheiten dadurch erst entstehen ...»

«Ich kenne mich da nicht aus. Machen Sie es, wie es am besten ist.»

«Wir gehören den ... an und lassen nicht impfen.»

Solche Äußerungen bedeuten, dass ein Gespräch nicht kompliziert werden soll, und doch wäre jeweils einiges dazu zu sagen.

In der Impfdiskussion und bei anderen Gelegenheiten gibt es auch Signale für heute verbreitete Vorstellungen:

«Wenn Sie meinen, Krankheiten hätten einen Sinn, hört bei mir die Diskussion auf.» (Ein Arzt zu einem Kollegen.)

«… Es handelt sich um ein zufälliges Zusammentreffen mit der Impfung» (s. S. 117ff.).

«Seele gibt es nicht. Ich bin nicht religiös erzogen.» (Eine angehende Medizinstudentin.)

«Da hat Ihnen die Natur einen Streich gespielt.» (Ein Arzt, bei dem eine Mutter Rat suchte wegen der Missbildungen ihres Kindes.)

Frage nach Sinn, Schicksal und Seele

Vor dem Hintergrund einer biologistisch-materialistischen Weltanschauung werden Impfungen kaum hinterfragt, weil Begriffe wie Sinn des Lebens, der Krankheiten und des Todes, Schicksal, Seele und Individualität und deren Verhältnis zu Gott und einer geistigen Welt nicht mehr als Inhalte des Menschseins gesehen werden. So ist verständlich, dass tiefere Fragen auf diesem Gebiet nur im religiös-weltanschaulichen Zusammenhang vorkommen.

«persönliche Frage»

Nicht selten wird jedoch im Impfaufklärungsgespräch gefragt: «Gegen was haben Sie die eigenen Kinder geimpft?» Darauf ist nur eine persönliche Antwort möglich:

«Ich habe sie mit einem Jahr gegen Tetanus und Kinderlähmung geimpft» (1966 bis 1973). – «Warum?» – «Tetanus, weil mir das Abwarten bis zu einer verschmutzten Verletzung und dann die Simultanimpfung mit Immunglobulin und Aktiv-Impfstoff die schlechtere Lösung erschien. Gegen die Kinderlähmung, weil die Schluckimpfung eine hohe Anerkennung fand und einen sozialen Effekt hatte, indem auch Ungeimpfte vom Schutz der anderen profitierten.»

«Warum nicht mehr?» – «Weil die Diphtherie damals sehr selten war; weil die Keuchhusten-Impfung die gefährlichsten Monate nicht abdeckte, damals zu viele Nebenwirkungen hatte, oft mit beginnenden anderen Krankheiten zusammentraf und diese möglicherweise provozierte; weil die Masern in Mitteleuropa sehr selten ernsthafte Probleme bereiteten und die Probleme der flächendeckenden Impfung (schlechter Nestschutz, durch Altersverschiebung relativ mehr Komplikationen) vorhersehbar waren; weil meine Frau etwa auch so dachte.»

weitere Stellungnahmen

In meiner Sprechstunde, in der im Laufe der Jahre (bis 1995) neue Impfungen hinzukamen, musste ich auch weitere Stellungnahmen abgeben: Bleibende Mumpskomplikationen gab es noch seltener als bei Masern. Die Röteln-Impfung konnte in der Pubertätszeit bei Mädchen gemacht werden. Hib war ein Problem: Die meisten wollten die Impfung nicht, was ich verstand. Die Mehrzahl der Familien gehörte nicht zu den besonders gefährdeten aus sozial schwach gestellten Familien. Über die Komplikationen und über die Früherkennung systemischer Hib-bedingter Erkrankungen habe ich sie informiert. Bei besonderen Impfanzeigen wurde geimpft, auf besonderen Wunsch auch ohne dringendere Gründe. Manche regelten das Thema vielleicht bei ihrem lokalen Arzt.

Rückblickend bleibt mir zu bedenken: Die eventuellen negativen Folgen des eigenen Verhaltens erfährt man selten. Beschwerden und Vorwürfe gab es nicht. Vielleicht kommen sie noch. Ganz unbekannt bleibt, was die Übertragung einer individuellen Beratung und Entscheidung auf andere Verhältnisse bewirkt, die nicht vergleichbar sind.

das Individuelle einer Entscheidung

Deshalb muss im Gespräch das Individuelle einer Entscheidung bewusst werden: Sie gilt nur zwischen den Menschen, die sie gemeinsam treffen, und nur zu diesem Zeitpunkt. Sie beruht auf der persönlichen Gewichtung von Motiven, oder konkreter: Man setzt nicht auf eine aus statistischen Vergleichen stammende scheinbare Vernunft, sondern auf ein Vertrauen in persönliche Schicksale. Dies geschieht in dem Bewusstsein, dass jeder Entschluss Schicksale bewegt und Verantwortung bedeutet, die nach meiner Sicht nicht mit dem Tode endet.

Es ist nicht möglich, diese Haltung hier noch deutlicher und ausführlicher zu erklären, weil das einen noch größeren Umkreis erfordert. Wer daran interessiert ist, findet Hinweise in dem Buch «Kindersprechstunde», S. 147–260.[2] So weit die persönliche Stellungnahme.

Zu ganz ähnlichen Empfehlungen aufgrund einer gegenwartnahen Analyse des Für und Wider der Impfungen kommt M. Odent in einer kritischen Übersicht.[1]

Information und Befragung des Gefühls

Impfungen sind in der Regel keine Notfallmaßnahmen. Deshalb lohnt es, sich so gut wie möglich zu informieren und sich auch zu fragen, was das eigene Gefühl sagt. Solange die Angst vor Impfungen und Krankheiten die Hauptrolle spielt, gibt es keine freie Entscheidung. Wenn man keine klare und eindeutige Stellungnahme hat, ist

Das Kind vor nicht ungefährlichen Krankheiten schützen, ihm aber auch keine unnötigen Impfungen zumuten – bei der Suche nach dem richtigen Maß fühlen sich viele Eltern zwischen der Angst vor Krankheiten oder Komplikationen und dem Vertrauen in das persönliche Schicksal hin und her gerissen. Gut informiert zu sein und die Motive für oder gegen eine Impfung über mehrere Tage immer wieder aufzugreifen und wieder loszulassen ist oft hilfreich, um zu einer Entscheidung zu kommen.

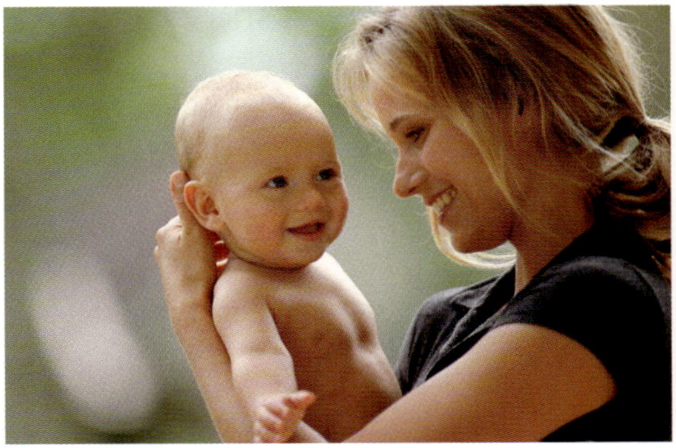

eine gute Regel, sich die Motive für und gegen eine Impfung bzw. deren Umfang an aufeinanderfolgenden Tagen immer wieder klarzumachen. Dieses mehrfache Aufgreifen und Wiederloslassen hilft einem, Entscheidungen zu finden, von denen man auch später weiß: Ich hätte sie nicht anders fällen können.

Aufgreifen und Wiederloslassen

Im Betrieb einer Praxis ist es in der Regel nicht möglich, lange Aufklärungsgespräche zu führen. Es ist auch nicht sinnvoll, sich eine Liste zurechtzulegen mit Fragen, zu denen man schon eine feste Meinung hat. Wichtig ist aber, das zu fragen, was man aus den Fachinformationen, aus anderen Schriften und aus den mündlichen Erklärungen nicht verstanden hat. Und selbstverständlich steht es jedem frei, sich eine Bedenkzeit zu verschaffen. Nur sollte man das sagen, bevor der Impfstoff aufgezogen worden ist.

Verständnisfragen und Bedenkzeit

Nach Einsicht in ein aufklärendes Blatt in der Praxis muss der Interessent damit rechnen, dass ein Gespräch mit der Bemerkung angeboten wird: «Haben Sie noch Fragen?» und mit der Dokumentation «Keine Fragen» ein weiteres Gespräch nicht mehr nötig ist. Das scheint den anfangs zitierten Forderungen zur Aufklärung zu widersprechen, ist aber durch ein Bundesgerichtsurteil inzwischen gedeckt (s. S. 149).

Anstelle eines Nachwortes

Der im Vorwort genannte Arbeitskreis anthroposophischer Kinderärzte hat es sich zur Aufgabe gemacht, die Grundlagen der heutigen Impfpraxis zu studieren mit dem Ziel, die eigene Urteilsfähigkeit zu erweitern und damit neue Gesprächsmöglichkeiten zu eröffnen. Die dabei entstandenen Arbeitsergebnisse der interessierten Laienwelt und einem breiteren Fachpublikum zugänglich zu machen ist das Anliegen des Verfassers. An dieser Stelle sei nun die Frage nach der persönlichen Einstellung der Mitarbeiter dieses Impfarbeitskreises zur gängigen Impfpraxis aufgezeigt.

eigene Urteilsfähigkeit erweitern

Jahrzehntelange kinderärztliche Tätigkeit sowie der Erfahrungsaustausch haben dazu geführt, die Grundeinstellung der Eltern zu diesem Thema zu achten und weitgehend zu respektieren, weil sie am engsten mit dem Schicksal des Kindes verbunden sind; ferner im Säuglingsalter gegenüber medizinischen Eingriffen ohne dringende Notwendigkeit Zurückhaltung zu üben. Diese Zurückhaltung trifft sich mit der vieler Eltern, wenn sie empfinden, dass der Körper ihres Säuglings eigentlich «unantastbar» ist – auch für eine jetzt nicht unbedingt notwendige Impfung.

Grundeinstellung der Eltern achten

Zurückhaltung

Hinzu kommt die durch das Studium der anthroposophischen Geisteswissenschaft beeinflusste salutogenetische Lebenseinstellung (siehe auch S. 130f.):

salutogenetische Lebenseinstellung

- Jeden Menschen als individuelles geistiges Wesen zu achten, dessen Persönlichkeitskern unsterblich ist und damit auch als ewige Gesundheitsquelle angesprochen werden kann, solange das vergängliche körperlich-seelische Gefüge diese geistigen Wirkungen noch aufnehmen und umsetzen kann.
- Jedes Ungeborene und Neugeborene schon als das einzigartige intakte Menschenwesen zu betrachten, das eine Geschichte hat – d.h. sich aus früheren Erdenleben Krankheits- und Gesundheitsveranlagungen mitbringt und ein ganz spezifisches Schicksal.
- Die Persönlichkeit zu unterstützen auf ihrem Weg zu freier Entfaltung.
- Jeden Menschen in seinem Schicksal anzuerkennen.
- Die über den Tod hinausreichende Verantwortung zu empfinden

für alles, was im Laufe des Erdenlebens getan, gefühlt und gedacht wird einschließlich allen beruflich ärztlichen Tuns.

mit Wiederverkörperung rechnen

Mit der Wiederverkörperung zu rechnen ist ein nicht neuer Gedanke. Nur hat er in der abendländischen Geschichte andere Formen angenommen und wurde eng mit dem Entwicklungsgedanken in Verbindung gebracht. So taucht er bei Goethe, Lessing, Friedrich dem Großen, Stefan Zweig, Wilhelm Busch und vielen anderen auf.[1]

Verantwortung für das Tun

Es ist Rudolf Steiner zu verdanken, dass er bei dieser bloßen Annahme, Entwicklung in wiederholten Erdenleben zu denken, nicht stehen geblieben ist. Er hat mit Hilfe seiner Geistesforschung auch die Gesetzmäßigkeiten studiert, wie konkret Fähigkeitsbildung und Verwandlung im Laufe wiederholter Erdenleben stattfinden und in welcher Weise der Mensch Verantwortung für sein Tun übernehmen kann: dass er mit den Folgen seiner früheren Taten konfrontiert wird, um etwas zu deren Ausgleich oder Weiterentwicklung beizutragen. Die Entwicklung der menschlichen Würde im Sinne einer umfassenden Liebefähigkeit, Verantwortung und Freiheit wird so zum Entwicklungsziel, an dessen Verwirklichung jeder einzelne Mensch in der ihm gemäßen Geschwindigkeit arbeiten kann.[2,3]

Liebefähigkeit und Freiheit

Sinngebung

In der Steiner'schen Darstellung von Wiederverkörperung und Schicksal (Reinkarnation und Karma) findet auch jede Krankheitsanlage ihre Sinngebung dadurch, dass der Betroffene erkennen lernt, was sie mit ihm selbst zu tun hat und wohin ihn die im Ringen mit dieser Krankheitsdisposition oder auch manifesten Krankheit aufgewendeten Kräfte im Laufe seiner weiteren Entwicklung führen. Dabei ist selbstverständlich der Sinn jeder Krankheit die Heilung, d.h. das Erreichen neuer Fähigkeiten oder aber einer neuen Bewusstheit für bestimmte Dinge des Lebens.

Wirkungen auf die Entwicklung der Menschheit

Impfungen sind – so wie alle Zivilisationserscheinungen – aus dem Gang des Menschheitsschicksals und der damit verbundenen Karmagesetze nicht ausgeschlossen. Die Frage entsteht, wie sich die Impfungen und die Motive, die hinter den Impfstrategien stehen, mit den damit verbundenen positiven oder negativen Wirkungen auf die Weiterentwicklung der Menschheit und der vielen einzelnen davon betroffenen Individualitäten auswirken. Eines lässt sich aus Überlegungen wie den eben angeführten folgern: Nehme ich durch die

Impfung einem Menschen die Möglichkeit weg, sich selber mit einem Krankheitsgeschehen auseinanderzusetzen und aktiv die Heilung herbeizuführen, so kann ich mich fragen, was hier in der Erziehung zum Ausgleich getan werden und wie das Kind eine zusätzliche Stärkung erfahren kann.

Ausgleich in der Erziehung

Ein Zweites sollte ebenfalls aus diesen wenigen Gesichtspunkten herausgelesen werden: Anthroposophisches Gedankengut regt zum Nachdenken an. Es kann helfen, genauer zu beobachten, kritischer zu fragen und dem Besonderen einer Situation gerecht zu werden. Es gibt aber keine bestimmten Handlungsanweisungen.

zum Nachdenken anregen

So gehören die Mitarbeiter in dem genannten Impfarbeitskreis weder zu prinzipiellen Impfgegnern noch -befürwortern. Vielmehr sind sie bestrebt, Entscheidungsprozesse zu unterstützen, die der individuellen Situation des Kindes und seiner Eltern gerecht werden.

Entscheidungsprozesse unterstützen

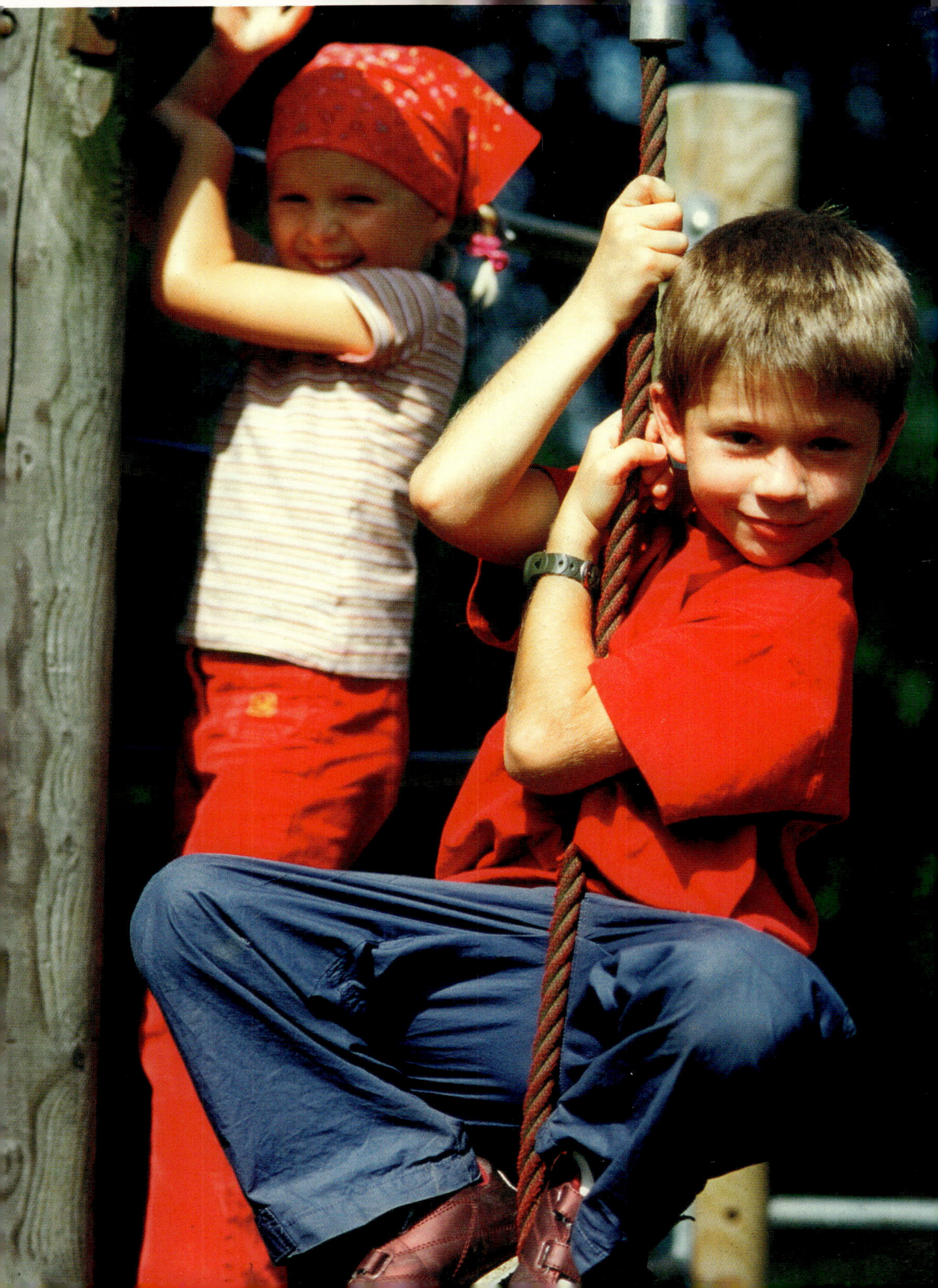

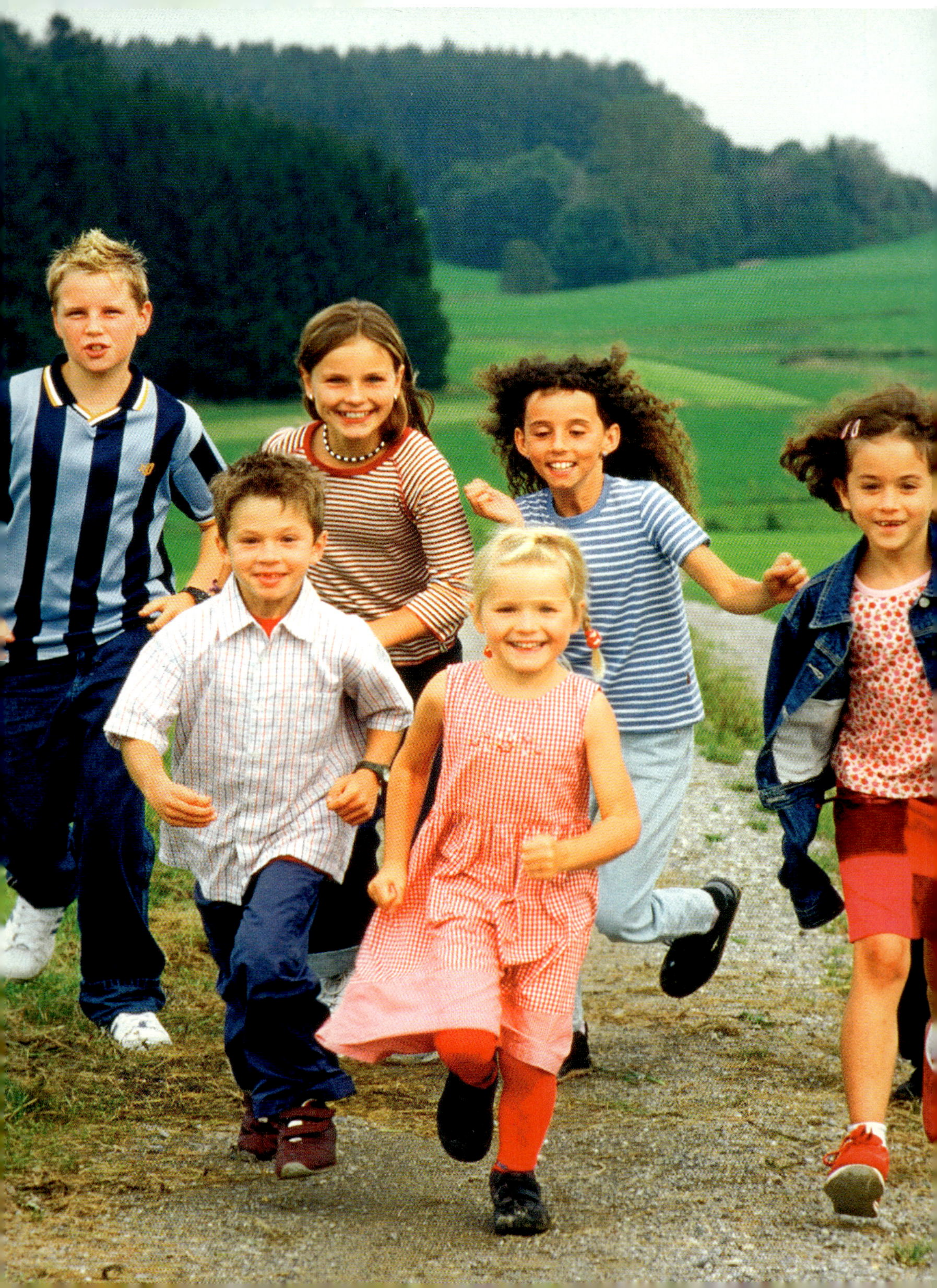

IV. Informationen und Ergänzungen

Auszüge aus dem Infektionsschutzgesetz (IfSG)

Dieses Gesetz zur Neuordnung seuchenrechtlicher Vorschriften wurde am 20. Juli 2000 verabschiedet und trat am 1. Januar 2001 in Kraft. Es ersetzt das ehemalige Bundesseuchengesetz. Zur Orientierung über den Zweck des Gesetzes, die Meldepflicht der Krankheiten und das Impfwesen führen wir hier die §§ 1 und 20 ganz und die für die Leser wichtigen Teile von § 6 und 8 an.

§1
Zweck des Gesetzes

(1) Zweck des Gesetzes ist es, übertragbaren Krankheiten beim Menschen vorzubeugen, Infektionen frühzeitig zu erkennen und ihre Weiterverbreitung zu verhindern.

(2) Die hierfür notwendige Mitwirkung und Zusammenarbeit von Behörden des Bundes, der Länder und der Kommunen, Ärzten, Tierärzten, Krankenhäusern, wissenschaftlichen Einrichtungen sowie sonstigen Beteiligten soll entsprechend dem jeweiligen Stand der medizinischen und epidemiologischen Wissenschaft und Technik gestaltet und unterstützt werden. Die Eigenverantwortung der Träger und Leiter von Gemeinschaftseinrichtungen, Lebensmittelbetrieben, Gesundheitseinrichtungen sowie des Einzelnen bei der Prävention übertragbarer Krankheiten soll verdeutlicht und gefördert werden.

§ 6
Meldepflichtige Krankheiten

(1) Namentlich ist zu melden:

1. der Krankheitsverdacht, die Erkrankung sowie der Tod an

a) Botulismus
b) Cholera
c) Diphtherie
d) humaner spongiformer Enzephalopathie, außer familiär-hereditärer Formen
e) akuter Virushepatitis
f) enteropathischem hämolytisch-urämischem Syndrom (HUS)
g) virusbedingtem hämorrhagischem Fieber
h) Masern
i) Meningokokken-Meningitis oder -Sepsis
j) Milzbrand
k) Poliomyelitis (als Verdacht gilt jede akute schlaffe Lähmung, außer wenn traumatisch bedingt)
l) Pest
m) Tollwut
n) Typhus abdominalis/Paratyphus

sowie die Erkrankung und der Tod an einer behandlungsbedürftigen Tuberkulose, auch wenn ein bakteriologischer Nachweis nicht vorliegt,

2. der Verdacht auf und die Erkrankung an einer mikrobiell bedingten Lebensmittelvergiftung oder an einer akuten infektiösen Gastroenteritis, wenn

a) eine Person betroffen ist, die eine Tätigkeit im Sinne des § 42 Abs. 1 ausübt,
b) zwei oder mehr gleichartige Erkrankungen auftreten, bei denen ein epidemischer Zusammenhang wahrscheinlich ist oder vermutet wird,

3. der Verdacht einer über das übliche Ausmaß einer Impfreaktion hinausgehenden gesundheitlichen Schädigung,

4. die Verletzung eines Menschen durch ein tollwutkrankes, -verdächtiges oder -ansteckungsverdächtiges Tier sowie die Berührung eines solchen Tieres oder Tierkörpers,

5. soweit nicht nach den Nummern 1 bis 4 meldepflichtig, das Auftreten

a) einer bedrohlichen Krankheit oder
b) von zwei oder mehr gleichartigen Erkrankungen, bei denen ein epidemischer Zusammenhang wahrscheinlich ist oder vermutet wird,

wenn dies auf eine schwerwiegende Gefahr für die Allgemeinheit hinweist und Krankheitserreger als Ursache in Betracht kommen, die nicht in § 7 genannt sind.

Die Meldung nach Satz 1 hat gemäß § 8 Abs. 1 Nr. 1, 3 bis 8, § 9 Abs. 1, 2, 3 Satz 1 oder 3 oder Abs. 4 zu erfolgen.

§8
Zur Meldung verpflichtete Personen

(1) Zur Meldung oder Mitteilung sind verpflichtet:
1. im Falle des § 6 der feststellende Arzt; in Krankenhäusern oder anderen Einrichtungen der stationären Pflege ist für die Einhaltung der Meldepflicht neben dem feststellenden Arzt auch der leitende Arzt, in Krankenhäusern mit mehreren selbstständigen Abteilungen der leitende Abteilungsarzt, in Einrichtungen ohne leitenden Arzt der behandelnde Arzt verantwortlich,
2. im Falle des § 7 die Leiter von Medizinaluntersuchungsämtern und sonstigen privaten oder öffentlichen Untersuchungsstellen einschließlich der Krankenhauslaboratorien,
3. im Falle der §§ 6 und 7 die Leiter von Einrichtungen der pathologisch-anatomischen Diagnostik, wenn ein Befund erhoben wird,

der sicher oder mit hoher Wahrscheinlichkeit auf das Vorliegen einer meldepflichtigen Erkrankung oder Infektion durch einen meldepflichtigen Krankheitserreger schließen lässt,

4. im Falle des § 6 Abs. 1 Nr. 4 und im Falle des § 7 Abs. 1 Nr. 36 bei Tieren, mit denen Menschen Kontakt gehabt haben, auch der Tierarzt,
5. im Falle des § 6 Abs. 1 Nr. 1, 2 und 5 und Abs. 3 Angehörige eines anderen Heil- oder Pflegeberufs, der für die Berufsausübung oder die Führung der Berufsbezeichnung eine staatlich geregelte Ausbildung oder Anerkennung erfordert,
6. im Falle des § 6 Abs. 1 Nr. 1, 2 und 5 der verantwortliche Luftfahrzeugführer oder der Kapitän eines Seeschiffes,
7. im Falle des § 6 Abs. 1 Nr. 1, 2 und 5 die Leiter von Pflegeeinrichtungen, Justizvollzugsanstalten, Heimen, Lagern oder ähnlichen Einrichtungen,
8. im Falle des § 6 Abs. 1 der Heilpraktiker.

(2) Die Meldepflicht besteht nicht für Personen des Not- und Rettungsdienstes, wenn der Patient unverzüglich in eine ärztlich geleitete Einrichtung gebracht wurde. Die Meldepflicht besteht für die in Absatz 1 Nr. 5 bis 7 bezeichneten Personen nur, wenn ein Arzt nicht hinzugezogen wurde.

(3) Die Meldepflicht besteht nicht, wenn dem Meldepflichtigen ein Nachweis vorliegt, dass die Meldung bereits erfolgte und andere als die bereits gemeldeten Angaben nicht erhoben wurden. Satz 1 gilt auch für Erkrankungen, bei denen der Verdacht bereits gemeldet wurde.

(4) Absatz 1 Nr. 2 gilt entsprechend für Personen, die die Untersuchung zum Nachweis von Krankheitserregern außerhalb des Geltungsbereichs dieses Gesetzes durchführen lassen.

(5) Der Meldepflichtige hat dem Gesundheitsamt unverzüglich mitzuteilen, wenn sich eine Verdachtsmeldung nicht bestätigt hat.

§ 20
Schutzimpfungen und andere Maßnahmen der spezifischen Prophylaxe

(1) Die zuständige obere Bundesbehörde, die obersten Landesgesundheitsbehörden und die von ihnen beauftragten Stellen sowie die Gesundheitsämter informieren die Bevölkerung über die Bedeutung von Schutzimpfungen und anderen Maßnahmen der spezifischen Prophylaxe übertragbarer Krankheiten.

(2) Beim Robert-Koch-Institut wird eine ständige Impfkommission eingerichtet. Die Kommission gibt sich eine Geschäftsordnung, die der Zustimmung des Bundesministeriums für Gesundheit bedarf. Die Kommission gibt Empfehlungen zur Durchführung von Schutzimpfungen und zur Durchführung anderer Maßnahmen der spezifischen Prophylaxe übertragbarer Krankheiten und entwickelt Kriterien zur Abgrenzung einer üblichen Impfreaktion und einer über das übliche Ausmaß einer Impfreaktion hinausgehenden gesundheitlichen Schädigung. Die Mitglieder der Kommission werden vom Bundesministerium für Gesundheit im Benehmen mit den obersten Landesgesundheitsbehörden berufen. Vertreter des Bundesministeriums für Gesundheit, der obersten Landesgesundheitsbehörden, des Robert-Koch-Institutes und des Paul-Ehrlich-Institutes nehmen mit beratender Stimme an den Sitzungen teil. Weitere Vertreter von Bundesbehörden können daran teilnehmen. Die Empfehlungen der Kommission werden von dem Robert-Koch-Institut den obersten Landesgesundheitsbehörden übermittelt und anschließend veröffentlicht.

(3) Die obersten Landesgesundheitsbehörden sollen öffentliche Empfehlungen für Schutzimpfungen oder andere Maßnahmen der spezifischen Prophylaxe auf der Grundlage der jeweiligen Empfehlungen der Ständigen Impfkommission aussprechen.

(4) Das Bundesministerium für Gesundheit wird ermächtigt, nach Anhörung der Ständigen Impfkommission und der Spitzenverbände der gesetzlichen Krankenkassen durch Rechtsverordnung ohne Zustimmung des Bundesrates zu bestimmen, dass die Kosten für bestimmte Schutzimpfungen von den Trägern der Krankenversicherung nach dem dritten Abschnitt des dritten Kapitels

des Fünften Buches Sozialgesetzbuch getragen werden, falls die Person bei einer Krankenkasse nach § 4 des Fünften Buches Sozialgesetzbuch versichert ist. In der Rechtsverordnung können auch Regelungen zur Erfassung und Übermittlung von anonymisierten Daten über durchgeführte Schutzimpfungen getroffen werden.

(5) Die obersten Landesgesundheitsbehörden können bestimmen, dass die Gesundheitsämter unentgeltlich Schutzimpfungen oder andere Maßnahmen der spezifischen Prophylaxe gegen bestimmte übertragbare Krankheiten durchführen.

(6) Das Bundesministerium für Gesundheit wird ermächtigt, durch Rechtsverordnung mit Zustimmung des Bundesrates anzuordnen, dass bedrohte Teile der Bevölkerung an Schutzimpfungen oder anderen Maßnahmen der spezifischen Prophylaxe teilzunehmen haben, wenn eine übertragbare Krankheit mit klinisch schweren Verlaufsformen auftritt und mit ihrer epidemischen Verbreitung zu rechnen ist. Das Grundrecht der körperlichen Unversehrtheit (Artikel 2 Abs. 2 Satz 1 Grundgesetz) kann insoweit eingeschränkt werden. Ein nach dieser Rechtsverordnung Impfpflichtiger, der nach ärztlichem Zeugnis ohne Gefahr für sein Leben oder seine Gesundheit nicht geimpft werden kann, ist von der Impfpflicht freizustellen; dies gilt auch bei anderen Maßnahmen der spezifischen Prophylaxe. § 15 Abs. 2 gilt entsprechend.

(7) Solange das Bundesministerium für Gesundheit von der Ermächtigung nach Absatz 6 keinen Gebrauch macht, sind die Landesregierungen zum Erlass einer Rechtsverordnung nach Absatz 6 ermächtigt. Die Landesregierungen können die Ermächtigung durch Rechtsverordnung auf die obersten Landesgesundheitsbehörden übertragen. Das Grundrecht der körperlichen Unversehrtheit (Artikel 2 Abs. 2 Satz 1 Grundgesetz) kann insoweit eingeschränkt werden.

Juristische Gesichtspunkte

Nikolai Keller, RA, Stuttgart

Impfaufklärung aus juristischer Sicht

Das Erfordernis der Einwilligung zu Impfeingriffen folgt aus den Verfassungsprinzipien, die zu Achtung und Schutz der Würde und der Freiheit des Menschen und seines Rechtes auf Leben und körperliche Unversehrtheit verpflichten. Das Grundgesetz (GG) regelt die Patientenautonomie in den Artikeln 1 Abs. 1 und 2 Abs. 1 sowie Abs. 2 Satz 1 GG. Laut Bundesverfassungsgericht sind es «diese Verwurzelung des Einwilligungserfordernisses zu ärztlichen Heileingriffen in grundlegenden Verfassungsprinzipien und der ihr zugrunde liegende Sinn, dem vom Eingriff Betroffenen die Möglichkeit zu verbürgen, sein Selbstbestimmungsrecht über seine leiblich-seelische Integrität wahrzunehmen, die einen von der Verfassung geforderten normativen Kernbereich der Einwilligung und der ärztlichen Aufklärungspflicht» bedingen (BVerfGE 52, 131, 173).

Selbstbestimmungsrecht

Die Aufklärung des Patienten über den geplanten ärztlichen Impfeingriff gehört zu den Hauptpflichten des Arztes im Sinne des abgeschlossenen Behandlungsvertrages. Der Arzt sieht den Patienten als selbstverantwortlichen Partner im Respekt vor dessen persönlichen Rechten an, um ihm Rat und Hilfe zu geben. Die Verletzung der Aufklärungspflicht würde eine Verletzung des Behandlungsvertrages darstellen, die Schadensersatzansprüche des Patienten begründen kann. Der ärztliche Impfeingriff wird des Weiteren juristisch als Körperverletzung gewertet, die nur dann rechtmäßig ist, wenn der Patient auf der Basis einer hinreichenden Aufklärung in den Impfeingriff eingewilligt hat.

Aufklärung als Voraussetzung

Demnach ist die Aufklärung durch den Arzt über den geplanten Impfeingriff eine Voraussetzung für die Wirksamkeit der Einwilligung des Patienten.

Es stellen sich in diesem Zusammenhang Fragen danach, wer, wen, in welcher Form, mit welchem Inhalt und zu welchem Zeitpunkt aufklären muss.

1. Die Person des Aufklärungspflichtigen

behandelnder Arzt oder Kollege

Die Aufklärung hat grundsätzlich durch den Arzt selbst zu erfolgen. Sie ist wesentlicher Bestandteil einer ärztlichen Behandlung. Klärt der behandelnde Arzt nicht selbst auf, so hat er die Information des Patienten durch einen Kollegen so zu organisieren, dass sie voll gewährleistet bleibt, bzw. er hat sich zu vergewissern, dass hinreichend aufgeklärt worden ist. Eine Delegation auf nichtärztliches Personal ist unzulässig.

2. Die Person des Aufklärungsempfängers und Einwilligenden

Patient oder gesetzlicher Vertreter

Adressat der Aufklärung ist derjenige, der die Einwilligung in den Eingriff zu geben hat, also der Patient selbst. Bei minderjährigen oder willensunfähigen Kranken der gesetzliche Vertreter (Eltern, Vormund, Pfleger). Bei der Einwilligung handelt es sich um die Disposition über ein höchstpersönliches Rechtsgut. Die Befugnis dazu ist daher nicht von der Geschäftsfähigkeit abhängig, sondern von der natürlichen Einsichts- und Entschlussfähigkeit. Es kommt demnach darauf an, ob der Jugendliche «nach seiner geistigen und sittlichen Reife die Bedeutung und Tragweite des Eingriffs und seiner Gestattung zu ermessen vermag» (BGHZ 29, 33, 36).

Jugendliche ab 14 Jahren

Grundsätzlich sollte der Arzt bei Minderjährigen unter 14 Jahren immer die Einwilligung der Sorgeberechtigten einholen. Bei Jugendlichen ab 14 Jahren kommt es darauf an, wie der Arzt die Persönlichkeit des Patienten im Hinblick auf den geplanten, konkreten Impfeingriff beurteilt. Meines Erachtens sollte der Arzt, selbst wenn er zu dem Ergebnis der Einsichts- und Entschlussfähigkeit des jugendlichen Patienten kommt, daneben noch die Einwilligung der Eltern einholen, soweit die Schweigepflicht nicht entgegensteht. Grundsätzlich müssen beide sorgeberechtigten Eltern im Sinne der §§ 1626 ff BGB in den Impfeingriff einwilligen. Es ist jedoch im Allgemeinen – und jedenfalls bei «Routineimpfungen» davon auszugehen, dass der mit dem Kind beim Arzt erscheinende Elternteil ermächtigt ist, die Einwilligung in die ärztliche Behandlung für den nicht anwesenden

beide Eltern

Elternteil mitzuerteilen, insofern dem Arzt keine entgegenstehenden Umstände bekannt sind (BGHZ 105, 45).

3. Die Form der Aufklärung

Weder die Einwilligung noch die Aufklärung bedürfen der Schriftform. Nach der höchstrichterlichen Rechtsprechung ist die mündliche Aufklärung im Sinne eines vertrauensvollen Gesprächs zwischen Arzt und Patienten das Mittel der Wahl. Die Verwendung von Formularen oder Merkblättern, die die notwendigen Informationen zu dem Eingriff einschließlich seiner Risiken darlegen, ist nicht ausgeschlossen. Sie vermögen allerdings nicht das erforderliche Arztgespräch zu ersetzen, sondern sind für Letzteres als Vorbereitung und Unterstützung zu verstehen. Nach neuerer Rechtsprechung des BGH vom 15.2.2000 (Aktenzeichen VI ZR 48/99) bedarf es bei sogenannten «Routineimpfungen» nicht grundsätzlich einer zusätzlichen gesprächsweisen Risikodarstellung. Unter Routineimpfungen versteht der BGH dabei offensichtlich Impfungen, die von der Ständigen Impfkommission des Bundesgesundheitsamtes (STIKO) seit langem empfohlen werden. In diesen Fällen wird dem Patienten «der Entscheidungskonflikt aufgrund der von den Gesundheitsbehörden vorgenommenen Abwägungen des Für und Wider und der von ihnen ausgesprochenen Impfempfehlung weitgehend abgenommen». Ausreichend kann es bei Routineeingriffen demnach sein, wenn dem Patienten im Rahmen des allgemeinen Arzt-Patienten-Kontaktes Gelegenheit zur Einholung weiterer Informationen durch ein Gespräch mit dem Arzt gegeben wird. Meines Erachtens schränkt eine solche Rechtsprechung die Patientenrechte in zu weit gehendem Maße ein, da sie grundsätzlich davon ausgeht, dass der Patient in der konkreten Impfsituation den Verlauf derselben wach und kritisch verfolgt, was im Rahmen des bestehenden Vertrauensverhältnisses zwischen Arzt und Patienten in der jeweiligen Impfsituation sicherlich nicht immer der Fall ist und auch nicht immer sein kann.

mündlich

Merkblätter

Risikodarstellung

Gelegenheit zum Gespräch

4. Der Inhalt von Aufklärung und Einwilligung

Aufklärung über Risiken

Entscheidend für die Wirksamkeit der Einwilligung in die Impfung ist die vorherige Aufklärung über die damit verbundenen Risiken. Einer solchen Risikoaufklärung bedarf es immer, also auch bei einer freiwilligen Impfung oder wenn diese öffentlich empfohlen ist (BGHZ 126, 386). Die Aufklärungspflicht des Arztes reicht dabei umso weiter, je gefährlicher die Risiken sind, die dem verabreichten Wirkstoff anhaften. Warnhinweise eines Beipackzettels der Herstellerfirma muss der Arzt an den Patienten und dessen betreuenden Angehörigen auch dann weitergeben, wenn das Gesundheitsrisiko statistisch gering ist (BGHZ 126, 386). Grundsätzlich entlasten Hinweise auf Begleitdrucksachen den Arzt nicht. Er muss den Patienten entsprechend aufklären. Entscheidend über die ärztliche Hinweispflicht ist demnach nicht ein bestimmter Grad der Risikodichte, maßgeblich ist vielmehr, ob das betreffende Risiko dem Eingriff spezifisch anhaftet und es bei seiner Verwirklichung die Lebensführung des Patienten besonders belastet (BGHZ 126, 386, 389). Auch über derartige äußerst seltene Risiken muss der Arzt den Patienten aufklären.

Warnhinweise des Beipackzettels

keine exakte medizinische Beschreibung

Die Aufklärung hat nach der BGH-Rechtsprechung allerdings nur «im Großen und Ganzen über Chancen und Risiken der Behandlung» zu erfolgen. Nicht erforderlich ist die exakte medizinische Beschreibung der in Betracht kommenden Risiken (BGHZ 90, 103, 106). Wenn ernsthafte Stimmen in der medizinischen Wissenschaft gewichtige Bedenken gegen eine bestimmte zum Standard gehörende Impfung und die damit verbundenen Risiken anmelden, muss der Arzt den Patienten darauf hinweisen.

5. Der Zeitpunkt der Aufklärung

kein Entscheidungsdruck

Der Zeitpunkt der ärztlichen Aufklärung ist so zu wählen, dass der Patient nicht unter Entscheidungsdruck gesetzt wird. Es muss ihm die Zeit verbleiben, seine Entscheidung zu überdenken und je nach Schweregrad des Eingriffs ggf. auch mit Vertrauten zu erörtern. Bei ambulanten Eingriffen reicht grundsätzlich eine Aufklärung am Tage des Eingriffs aus (BGH VersR 1994, 1235, 1236). Es muss dann aber unbedingt darauf geachtet werden, dass die Aufklärung nicht so unmittelbar vor dem Eingriff erfolgt, dass der Patient den Eindruck vermittelt bekommt, sich nicht mehr aus einem bereits in Gang gesetzten Geschehensablauf lösen zu können. Bei Routineimpfungen ist laut neuerer BGH-Rechtsprechung jedenfalls eine Aufklärung am Tage der Impfung möglich. Vom Patienten könne man in diesen Fällen erwarten, dass er, wenn er eine Bedenkzeit wünsche, dies dem Arzt gegenüber zum Ausdruck bringe und eine sofortige Impfung ablehne (BGH-Urteil vom 15.2.2000, Aktenzeichen VI ZR 48/99). Meines Erachtens übersieht auch hier die BGH-Rechtsprechung, dass sich der Patient in einem Vertrauensverhältnis zum Arzt befindet und auch befinden darf. Dies bringt aber mit sich, dass der Patient nicht jede Handlung des Arztes unmittelbar hinterfragt.

Routineimpfungen

6. Vorliegen und Folgen von Aufklärungsfehlern

Die mangelhafte Aufklärung hat, wie gesagt, Einfluss auf die Wirksamkeit der Einwilligung des Patienten in den Impfeingriff. Folge sind Ansprüche gegen den Arzt auf Schadensersatz und Schmerzensgeld sowie ggf. der Vorwurf der rechtswidrigen Erfüllung des Tatbestandes der Körperverletzung. Hier muss je nach dem Schweregrad der Aufklärungsverletzung differenziert werden.

verschiedene Schweregrade

Die *zivil*rechtliche Beweispflicht für Aufklärung und Einwilligung im konkreten Fall obliegt dem Arzt. *Straf*rechtlich gilt der Grundsatz «im Zweifel für den Angeklagten», sodass der Arzt freizusprechen ist, wenn die Verletzung der Aufklärungspflicht nicht nachgewiesen werden kann.

Das Selbstbestimmungsrecht des Patienten ist im Kern verletzt, wenn er nicht wenigstens eine Grundaufklärung im Hinblick auf den geplanten Impfeingriff (wesentliches Risiko) erhalten hat. Die erteilte Einwilligung ist dann unwirksam. Der Arzt haftet für eingetretene Impfschäden in zivilrechtlicher Hinsicht und muss sich ggf. strafrechtlich verantworten (BGHZ 106, 391). Ein solcher grober Verstoß gegen die therapeutische Aufklärungspflicht ist des Weiteren als schwerer Behandlungsfehler zu werten, mit der Folge der sogenannten Beweis-

grobe Verstöße

lastumkehr. Es ist dann nicht mehr der Patient, der die Kausalität zwischen Impfung und Schaden nachzuweisen hat, sondern der Arzt oder das Krankenhaus müssen beweisen, dass der eingetretene Schaden nicht auf dem Impfeingriff beruht (BGHZ 107, 222).

geringere Aufklärungsmängel

Liegen Aufklärungsmängel vor, die nicht als grob im oben dargestellten Sinne einzustufen sind, so ist eine Haftung des Arztes oder des Krankenhauses nur dann zu bejahen, wenn sich gerade dasjenige Risiko verwirklicht, über das aufgeklärt werden musste und fehlerhaft nicht aufgeklärt worden ist (BGH, Urteil vom 15.2.2000, Aktenzeichen VI ZR 48/99).

Hinzuweisen wäre noch auf die Regelungen der §§ 56 ff. Infektionsschutzgesetz, die Ansprüche gegen den Staat bei Impfschäden festlegen, die durch amtlich empfohlene oder gesetzlich vorgeschriebene Impfungen verursacht werden. Die Ersatzleistungen nach dem Infektionsschutzgesetz sind allerdings begrenzt.

7. Zusammenfassung

erhebliche Voraussetzungen

Aus juristischer Sicht sind an Impfaufklärung und Einwilligung, für den Arzt wie den Patienten, erhebliche Voraussetzungen geknüpft, die zu einer Verrechtlichung der Impfsituation führen. Abschließend ist anzumerken, dass die juristischen Erfordernisse der Impfaufklärung nicht dazu führen sollten, das Vertrauensverhältnis zwischen Arzt und Patient zu verrechtlichen und damit brüchig zu machen. Das bei Impfeingriffen erforderliche Aufklärungsgespräch stellt meines Erachtens vielmehr auch einen Hinweis darauf dar, dass Arzt und Patient im Rahmen der Behandlung einander zuhören und sich wechselseitig mitteilen müssen. Nur die beiderseitige Bereitwilligkeit in diesem Zusammenhang wahrt Freiheit und Würde des Patienten wie des Arztes.

beiderseitige Bereitwilligkeit

Ein besonderer Krankheitsverlauf

Über Kollegen hörte ich von einem besonderen Verlauf einer Masern-Enzephalitis. Auf Anfrage erhielt ich von den Eltern den zusammenfassenden Bericht über den Krankheitsverlauf in Form eines rückblickenden Briefes an die hauptsächlich betreuende Krankenschwester. Der Vater ist Kinderarzt, die Mutter Heilpraktikerin.

Mit dem freundlichen Einverständnis der Familie und des behandelnden leitenden Arztes der Klinik drucken wir den Brief anonymisiert hier ab. Dafür gibt es zwei gewichtige Motive:

Man muss sich vorstellen können, in welche Lage Kind und Eltern in einer todesnahen Krankheitssituation kommen.

Man muss realisieren, welche Bedingungen an Aufmerksamkeit, Fachkunde, Toleranz und Durchhaltekraft erforderlich sind, um einen nach bisherigen Erfahrungen so unwahrscheinlich günstigen Verlauf zu erleben. Das gilt insbesondere auch für die Mitarbeiter einer Klinik.

Liebe Schwester U., Sommer 1997

hier nun endlich mein versprochener Bericht, den ich als Vater von M. aus der Elternsicht in Bezug auf die in 1996 durchgemachte Masern-Enzephalomyelitis verfasse.

M. war bis zum April '96 ein gesundes, aufgewecktes Mädchen, welches diverse Infektions- und Kinderkrankheiten bis zu dem Zeitpunkt leicht überstanden hatte. Im April 1996 erkrankte sie wie vorher ihre große Schwester an Masern. M. war nicht geimpft. Am 5. Krankheitstag fanden wir nach vorübergehender Besserung des Allgemeinzustandes am 4. Tag M. morgens nackensteif und somnolent. In Rücksprache mit Prof. A. transportierten wir M. sofort zur Kinderklinik, in der von Dr. D. als aufnehmendem Arzt die Erstversorgung übernommen wurde. Bei der Untersuchung war M. kurzzeitig erweckbar, jedoch schon zentralisiert und schwer atmend mit anstoßender Atmung. Die folgenden Untersuchungen inklusive Lumbalpunktion verkraftete M. trotz einfühlsamer Behandlung durch den aufnehmenden Arzt und die aufnehmende Schwester in der Ambulanz nur sehr schlecht. Im Laufe der folgenden Nacht veränderte sich der Zustand von M. in Bezug auf die pulmonale Situation dramatisch, sodass ein maximaler O_2-Bedarf von ca. 12 Litern bei Zentralisation und Dyspnoe erforderlich war. M. bekam in dieser Nacht bereits einen tiefen Dekubitus im Steißbereich.

Am Folgetag sah man morgens eine periodische Atmung, die Mikrozirkulation war weiter verschlechtert und trotz oft durchgeführten Absaugens verschleimte M. immer mehr. Am 22.04.96 fiel sie dann bereits auf der Intensivstation in tiefes Koma mit Glasgowkomaskale 3 bis 5 Pkt., sie zeigte keine Muskeleigenreflexe, aber auch keine Krämpfe und keine Streckung, keine Pyramidenbahnzeichen. Im EEG waren Allgemeinveränderungen Dritten Grades erkennbar, es zeigte sich eine minimale Besserung der Vitalparameter. Eine Intubation war bereits am 20.04.96 vorgesehen worden, durch einfühlsames Abwarten und ständige Kontrolle konnte die Intubation verhindert werden. Im weiteren Verlauf war M. dann 14 Tage tief komatös, sie zeigte keine Reaktionen auf Ansprache, die Muskeleigenreflexe und Fremdreflexe waren sämtlich erloschen. Sie wurde parenteral ernährt. Nachdem sie am 28.04.96 erstmals die Augen öffnete, wurde M. in der folgenden Woche langsam wacher. Am 04.05.96 war M. dann richtig wach, hat gelacht, reagiert, fixiert und mit den Augen verfolgt, konnte jedoch noch nicht sprechen. Am 09.05.96 isst M. alleine, wird ins Spielehaus gefahren, betastet selbst ihr Gesicht, sieht sich das erste Mal wieder im Spiegel und ist total glücklich, dass sie sich im Spiegel wiedererkennt. Als M. am 10.05.96 zum zweiten Mal im Spielehaus ist und in der Hängematte liegt, wir mit ihr Fingerpuppenspiele, Kasperletheater machen, sagt sie zum ersten Mal den Buchstaben «A» und hat in den nächsten 15 Minuten alle Vokale und schließlich «Mama komm» gesagt.

Der weitere Heilungsverlauf war exzellent, sodass sie am 17.05.96 aus der Klinik entlassen werden konnte. Zu diesem Zeitpunkt saß sie alleine für kurze Zeit, war voll orientiert, sprach, erkannte alle ihr bekannten Personen, hockte im Vierfüßlergang auf den Knien und zeigte bei der neurologischen Abschlussuntersuchung eine deutliche Besserung der allgemeinen Situation. Der weitere Genesungsfortschritt nach dem Klinikaufenthalt war innerhalb der nächsten zwei Monate so rapide, dass bereits im Sommer eine längere Urlaubsreise gewagt werden konnte. M. besuchte bald wieder den Kindergarten, nahm am normalen Leben regelrecht teil und wird im August 1997 in die Regelklasse 1 eingeschult. Schuleignungs- und Entwicklungsteste zeigten ebenso wie EEG und neurologische Untersuchung keinerlei Hinweise auf Defektheilung.

So weit der rein klinische Teil zur Erinnerung. Ich komme jetzt zum Empfinden der Erkrankung und des Krankenhausaufenthaltes aus Elternsicht.

Meine Frau und ich als Eltern erlebten den Krankenhausaufenthalt als das bisher eindrucksvollste Erlebnis und sind glücklich über den guten Ausgang. Von Anfang an wurden wir als Eltern ernst genommen, man fragte mich als Kollegen und als Vater und meine Frau als Mutter und Heilpraktikerin sehr sensibel nach unseren Empfindungen, integrierte uns in die tägliche Pflege, sodass wir in Absprache mit den Ärzten und den Schwestern unter Leitung der Basaltherapeutin M. auf alle nur erdenkliche Weise stimulieren durften. Wenn eine Überlastungssituation drohte, wurden wir liebevoll gebeten, M. Ruhe zu gönnen, und überließen immer dann den pflegenden und betreuenden Personen das Feld, wenn unsere Kraft zu Ende zu gehen schien.

Dem guten Kontakt zu allen behandelnden Ärzten ist es zu verdanken, dass wir M. nicht nur die rein schulmedizinische und intensivmedizinische Betreuung und Therapie geben konnten, sondern alle zusammen mit dem festen Wissen, dass M. gesund werde, ihr auch alternative Angebote geben konnten. Es war z.B. von großer Wichtigkeit, dass die basale Stimulation durch orofaciale Reize wie z.B. Streicheln, Förderung des Geruchssinnes durch Anbieten von eingepackter Nahrung sowie Schmeckenlassen von mullgehüllten Apfelstückchen gezeigt und durchgeführt werden konnte. M. erzählt heute noch von der im wahrsten Sinne des Wortes erweckenden Wirkung der Musiktherapie durch Herrn H. Ich bemerkte auch im tiefen Koma jeweils eine deutliche Besserung der Vitalparameter und der Reaktionen, wenn bei M. Körperkontakt möglich war. Als es M. sehr schlecht ging und sie sehr schwer atmete, sehr hohe Herzfrequenzen vorhanden waren, haben wir uns noch auf der Intensivstation z.B. in M.'s Bett rittlings hinter sie gesetzt bzw. sie auf uns gelegt, sodass sie den Körperkontakt der Eltern abwechselnd spüren konnte. Man sah deutliche Reaktionen an Pulskurve und Atemparametern sowie Sauerstoffbedarf und CO_2, ferner wurde M. deutlich ruhiger und gelassener, sie spürte die Sicherheit und Zuversicht der Eltern. Bei der täglichen Pflege wurde seitens der Schwestern darauf geachtet, dass die sensorische Stimulation in richtiger Art und Weise durchgeführt wurde. Wir haben von Schwester U. Massagetechniken zur Stimulation von Atmung und Sensorik beigebracht bekommen. Als M. eine Stomatitis hatte, wurde diese mit Muttermilchpinselungen innerhalb weniger Tage deutlich gebessert. Die Muttermilchpinselungen waren möglich durch das Stillen meiner Frau des damals 4 Monate alten Sohnes. Auch diese Muttermilchgaben scheinen uns als Eltern eine wichtige geschmackliche Erinnerung für M. gewesen zu sein.

Nachdem die erste vital-bedrohliche Phase überstanden war, lasen wir M. regelmäßig mehrfach am Tag eine kurze Lieblingsgeschichte von einem Wal vor, der sich mit Hilfe von Freunden selber ins Wasser zurück rettete, nachdem er gestrandet war. M. erzählt uns heute, dass diese Geschichte ihr Kraft gegeben habe, wieder ins Bewusstsein zurückzukommen. Ich habe auf akustischem Wege ein sehr eindrucksvolles Lachen von M., welches wir im Urlaub aufgenommen hatten, ihr zwei- bis dreimal am Tag vorgespielt, um die akustische Erinnerung an gute Zeiten zu wecken. Es wurde versucht, störende Geräusche und Geräusche, die M. nicht einordnen konnte, zu minimieren. Durch die Erfahrung der Intensivstation, indem ich auf einer Matratze liegend den dort gängigen Geräuschen mit geschlossenen Augen zuhörte, war es mir möglich, diese für M. teilweise als bedrohlich auftretenden Geräusche ihr zu erklären.

Ich halte es insgesamt für sehr wichtig, dass Pflegepersonal und Ärzte, aber auch Eltern sich regelmäßig vorstellen, wie unbekannte bedrohliche Geräusche, Gerüche und Helligkeiten empfunden werden können. Es sollte gefördert werden, dass jeder, der in den Raum zu einem intensiv pflegebedürftigen Patienten kommt, diesen begrüßt, sich vorstellt, ihm positive Dinge sagt, ihn bestärkt, und dass alle Handlungen, die die Körperintegrität in irgendeiner Weise stören könnten, vorher angekündigt, erklärt und mit Worten begleitet werden.

Es ist meiner Ansicht nach sehr wichtig, dass bei schwierigen Situationen die Eltern dann anwesend sind, wenn sie in der Lage sind, dem Kind eine Stütze zu sein. Sollte dies nicht der Fall sein, sollten Eltern für gewisse Phasen den Raum verlassen, dies allerdings dem komatösen Patienten mitteilen, mit der Aussicht, dass man bald wiederkäme. Meine Frau und ich halten es für unbedingt erforderlich, dass man ihm schöne Dinge erzählt, ihm berichtet, was um ihn herum und in der angestammten häuslichen Umgebung passiert, dass man den komatösen Patienten auf dem Laufenden hält über mögliche ungeklärte Tatsachen, die kurz vor dem Koma stattgefunden haben könnten. Als Beispiel wäre zu nennen, dass wir M. erzählt haben, dass es ihrem kleinen Bruder gut geht und dass die Freunde aus dem Kindergarten ein Buch gemalt haben.

Es ist während des gesamten Krankenhausaufenthaltes von M. meines Wissens nicht ein einziges Mal passiert, dass am Bett von M. negativ in Bezug auf die Prognose von M. gesprochen wurde, obwohl wir uns im Klaren sind, dass die Einschätzung in Bezug auf M.'s Genesung beim Pflegepersonal und bei den meisten Ärzten als eher gering eingeschätzt wurde. Umso höher ist es anzurechnen, dass die meisten Schwestern und Ärzte M. nicht aufgegeben haben, sondern uns in unserem festen Wissen um die Genesung unseres Kindes unterstützt haben. Uns wurde niemals der Mut genommen, wir hatten die Freiheiten, 24 Stunden bei unserem Kind zu sein und aktiv in Pflege und Therapieentscheidungen einzugreifen. Ich glaube, dass die 100%ige Annahme des Krankheitszustandes von M. durch uns und die bedingungslose Unterstützung, die wir M. geben konnten, bei Schwestern und Ärzten einen Motivationsschub gegeben haben, der sie befähigte, sich optimal auf die jeweilige Situation, die erforderlich war, einzustellen. Es wurde sogar auf der Intensivstation geduldet und teilweise befürwortet, dass alternativmedizinische Maßnahmen durchgeführt wurden. Wir haben diese jeweils mit den behandelnden Ärzten absprechen dürfen. Wir sind uns damals wie heute sicher, dass ohne die Kombination der notwendigen und lebensrettenden intensiv-schulmedizinischen mit den Alternativmethoden wie basaler Therapie, Stimulation jeglicher Art im Wechsel mit Ruhe sowie mit absoluter Sicherheit unsererseits, alles Erdenkliche für unser Kind tun zu wollen, den Ausschlag für M.'s Aufwachen und Genesung gegeben haben.

Ferner erscheint es mir wichtig zu betonen, dass Eltern bestärkt werden müssen, ein Kind niemals aufzugeben, sei es noch so schwer krank und seien die statistisch berechenbaren Genesungsaussichten auch noch so vage. Auch wenn nach menschlichem Ermessen keine Genesung möglich ist, bin ich mir sicher, dass es Kräfte gibt, die wir nicht in Zahlen messen können, die aber vorhanden sind und selbst im Finalstadium noch die Chance geben, dass eine Krankheit sich in Genesung wandeln kann. Aus diesem Grund halte ich die komplexe basale Stimulation von Pflegepersonal und Eltern für vielleicht den wichtigsten Schlüssel, tief komatöse Patienten in den Wachzustand zurückzubringen.

Es ist m.E. ferner wichtig, dass dem komatösen Patienten speziell bei Kindern im Umgang mit ihnen nicht der Druck aufgebaut wird, dass das Kind «doch wiederkommen müsse». Damit meine ich, dass man in Sprache und Taten dem Kind zeigen muss, dass man, egal wie der Ausgang der Krankheit und der Komaphase sein wird, für das Kind ganz da ist und es unterstützen wird, solange es Unterstützung braucht.

Nachdem M. die Intensivstation halbwach verlassen hatte, erfolgte eine weitere rapide Genesung, nicht zuletzt durch Musiktherapie, richtige Ernährung und regelmäßige Krankengymnastik sowie weitere manuelle Maßnahmen. M. wurde z.B. in einer Liege morgens geduscht, abgetrocknet und nach einem bestimmten Schema eingeölt. Dadurch erlangte sie eine tiefe Entspannung in ihrem somnolenten bis komatösen Zustand und hatte die erste echte bewusste Reaktion, während Schwester U. und ich M. duschten und massierten. Als in der Nahrungsaufbauphase die Sondenkost zeitweise nicht vertragen wurde und M. innerhalb von wenigen Stunden eine massiv vergrößerte Leber bekam, sich ständig erbrach und der Allgemeinzustand sich drastisch verschlechterte, war es Dank des Einsatzes von uns und den Stationsschwestern möglich, eine biologische Sondennahrung aus einem Krankenhaus in H. zu besorgen, die M. dann fortan vertrug und wodurch der weitere Nahrungsaufbau komplikationslos vonstatten ging. Im Rahmen der weiteren Stimulation wurde uns so oft es ging erlaubt, im Spielehaus zu verweilen. M. in der Hängematte, im Bällebad und auf einer weichen Liegematte sich wohl fühlen zu lassen und sie zu stimulieren. Sie hatte sicher das Gefühl, in dieser Phase nicht im Krankenhaus zu sein, konnte begrenzt Freunde sehen und merkte, dass sie langsam ins normale Leben zurückkam …

Abschließend möchte ich allen Beteiligten der Stationen, den Mitarbeitern sowie Schwester U. und Prof. A. sowie allen anderen beteiligten Ärzten danken, dass sie uns als Eltern ernst genommen haben. Wenn alle Menschen, die mit Kranken zu tun haben, jeden Tag versuchen, einfühlsam mit diesen umzugehen und selber nach bestem Wissen und Gewissen, aber letztendlich auch im Vertrauen auf die eigene Intuition handeln, haben schwer kranke Patienten immer eine Chance, ein lebenswertes Dasein zu führen, egal wie der Ausgang der Erkrankung auch sein wird.

Ich möchte alle Therapeuten ermuntern, den oben beschriebenen Weg zu beschreiten und alternative Methoden zu prüfen und zuzulassen.

Mit freundlichem Gruß

…

Aus dem Arztbrief nach Entlassung des Kindes aus stationärer Behandlung im Mai 1996:

Vorgeschichte und Befund […]

Therapie und Verlauf: Die stationäre Aufnahme erfolgte zunächst auf unserer Infektionsstation unter dem klinischen Bild einer Masern-Enzephalitis. Bei weiterer Verschlechterung des Allgemeinbefindens, starker Tachydyspnoe, stöhnender Atmung mit supraclavikulären Einziehungen, erhöhtem O_2-Bedarf, bis zu 10 l/min. per Nasenbrille, sowie zunehmend komatösem Zustand Verlegung auf unsere Intensivstation. Dort Einleitung der üblichen intensivmedizinischen Maßnahmen, Einleitung einer antibiotischen Therapie mit Amoxicillin und Flucloxacillin bei klinischem Verdacht auf Pneumonie. O_2-Gabe per Maske sowie Legen eines Blasenkatheters bei Blasenentleerungsstörung. Unter der beschriebenen Therapie Stabilisierung der Vitalparameter mit Rückgang des Sauerstoffbedarfs. Die neurologische Situation verschlechterte sich zunächst weiter, über insgesamt elf Tage fand sich ein komatöser Zustand (Glasgow-Coma-Scale 3 bis 5), bis zum 24.04. zeigte sich eine ausgeprägt periodische Atmung, bulbäre Symptomatik deutlich ausgeprägt bis zum 23.04. mit Verlust des Husten-, Schluck- und Würgereflexes. Divergierende Bulbi um den 21.04.96. Vom selben Tag an fand sich eine deutliche Beteiligung des Myelons mit nicht mehr auslösbaren MER (Muskeleigenreflexen), Fehlen der Spontanmotorik und deutlich herabgesetztem Muskeltonus. Daraufhin am 22.04. Entscheidung zu Prenisolon-Therapie mit 20 mg/kg Körpergewicht in vier Dosen über drei Tage sowie Osmo-Therapie.

Erstmals ab dem 26./27.04. waren bezüglich der neurologischen Symptomatik Fortschritte zu beobachten, M. reagierte häufig prompt auf Ansprache und Schmerzreize mit Zähneknirschen und Lautieren. PSR jetzt fraglich auslösbar. Im Weiteren erschien M. zunehmend wacher zu werden, reagierte eindeutig auf Ansprache mit Lautieren und Varianz der Vitalparameter in Bezug auf die Atem- und Herzfrequenz. Der orale Nahrungsaufbau konnte am 27.04. beendet werden. Am gleichen Tag, bei negativem Entzündungszeichen und nicht mehr beeinträchtigter Atmung, Beendigung der antibiotischen Therapie.

Am 30.04. dann Verlegung auf die neuropädiatrische Station in stabilem AZ. Bei Aufnahme gelegentlich Augenöffnen auf Ansprache, Reaktion auf Schmerzreize mit Zähneknirschen und Lidbewegungen. Bulbi in Mittelstellung. Prompte Pupillomotorik. Keine Pyramidenbahnzeichen. BSR bds schwach auslösbar, sonstige MER nicht auslösbar. Bauchdeckenreflex wechselnd auslösbar. Der weitere Verlauf auf der Station gestaltete sich insgesamt völlig problemlos. Die Blasenfunktion setzt zum 01.05. wieder ein, sodass im Weiteren auf einen Blasenkatheter verzichtet werden konnte. Die bereits auf der Intensivstation eingeleiteten Reha-Maßnahmen mit krankengymnastischer Übungsbehandlung und Ergotherapie wurden kontinuierlich fortgesetzt. Ab dem 04./05.05. dann deutlich sichtbare Stabilisierung und Besserung … der neurologischen Situation. Bei gutem Allgemeinbefinden konnten wir die kleine Patientin am 17.05. in die häusliche Obhut entlassen. …

Aus dem abschließenden Brief der ambulanten Nachuntersuchungen im Mai 1997 ist zu entnehmen, dass M. erfreuliche Fortschritte gemacht hat, keine neurologischen Beschwerden hat, sich gut konzentrieren kann und Ballettunterricht nimmt. Während eines Skiurlaubes fuhr sie ohne Probleme Abfahrtski. Die neurologischen und elektroenzephalographischen Untersuchungen ergaben keinen pathologischen Befund. Eine umfangreiche Entwicklungsdiagnostik stand noch aus.

Konservierungsmittel in den gebräuchlichen Impfstoffen

Wirkbereich des Impfstoffs	Handelsname	Hersteller in Kürzeln*
Organische Quecksilberverbindungen enthalten:		
Td	Td-Impfstoff Mérieux	SP
D	Diphtherie-Adsorbat-Impfstoff für Kinder	CB
d	Diphtherie-Adsorbat-Impfstoff für Erwachsene	CB
HB	Engerix B (in Spuren)	GSK
Infl.	Influsplit SSW (in Spuren)	GSK
2-Phenoxyethanol enthalten:		
$TdPa_3$ **	Infanrix	GSK
$TdPa_3$	Boostrix	GSK
TdIPV	Revaxis	SP
$DTPa_3$ IPV + Hib	Infanrix-IPV + Hib	GSK
$DTPa_3$ IPV + Hib + Hep B	Infanrix Hexa	GSK
$DTPa_2$ IPV + Hib	Pentavac	SP
IPV	IPV Mérieux	SP
HA	Havrix 1440/720	GSK
HA + HB	Twinrix	GSK
Natrium(tetra)borat enthalten:		
HB	HBVAXPRO	SP
HA	VAQTA	SP
Keine Konservierungsmittel enthalten:		
T	Tetanol pur	CB
Td	Td pur	CB

* Herstellerkürzel:
CB = Chiron Behring SP = sanoti pasteur MSD GSK = Glaxo Smith Kline

** Pa_3 = 3 Pertussis-Antigene
Pa_2 = 2 Pertussis-Antigene

Andere mögliche Begleitstoffe

Im Folgenden sind die in Fachinformationen genannten Begleitstoffe der verschiedenen Impfstoffe in Gruppen nach Art und Bedeutung zusammengestellt.

I anorganische Hilfsstoffe

Aluminiumhydroxid	Adjuvans
Aluminiumhydroxid-Gel (Algedrat)	Adjuvans
Aluminiumphosphat	Adjuvans
Aluminiumgel (Al-hydroxid, Al-phosphat)	Adjuvans
Calciumchlorid	Salz
Kaliumchlorid	Salz
Kaliumdihydrogenphosphat	Puffer
Kaliumhydrogensulfat	Salz
Magnesiumchlorid	Salz
Natriumborat s. andere Kons.-Mittel	Puffer
Natriumchlorid	Salz
Natriumhydrogenphosphat	Puffer
Natriummonohydrogenphosphat	Puffer
Phosphatgepufferte NaCl-Lösung	Puffer-Lösung
Thiocyanat	Salz

II organische Hilfsstoffe

Aminosäure-Mischung	Nährstoff im Medium
Casein	Nährstoff
Cetyltrimethylammoniumbromid	Lösungsvermittler, Detergens
Cholesterin	Lösungsvermittler
Dextran-70	Proteinstabilisator
EDAC	Komplexbildner
EDTA	Komplexbildner für 2wert. Kationen
Na-edetat	Komplexbildner für 2wert. Kationen
Natriumcitrat	Puffer
Ethanol	org. Lösungsmittel

Ether	org. Lösungsmittel
Formaldehyd	Reagenz zum Inaktivieren und Spalten
Gelatine	Nährstoff
Hydrolisierte Gelatine	Nährstoff
Glutaminsäure	Aminosäure
Glycin	Puffer
Harnstoff	Stabilisator
Human-Albumin	Eiweiß, Stabilisator
Hühner-Eiweiß / Ovalbumin	Eiweiß, Stabilisator
Laktose (Milchzucker)	Stabilisator für Gefriertrocknung
Mannit, Mannitol	Stabilisator für Gefriertrocknung
Medium 199 (u.a. Mineralstoffe, Aminosäuren, Vitamine)	Medienmischung
Natriumdesoxycholat	Lösungsvermittler, Detergens
Octoxynol 9 (Triton-X)	Lösungsvermittler, Detergens
Peptide	Nährstoff
Phenolrot	pH-Indikatorsubstanz
Polygelin	
Polysorbat 20, Polysorbat 80 (Tween)	Lösungsvermittler, Detergens
Polyvidon K	Stabilisator für Gefriertrocknung
Protaminsulfat	basisches Protein
Purine, Pyrimidine	Nährstoff
Saccharose (= Sucrose)	Nährstoff
Sorbit, Sorbitol	Stabilisator für Gefriertrockung
TRIS	Puffer
Trometamol	Puffer
Vitamine	Nährstoffe
Wasser	Lösungsmittel
Zucker	Nährstoffe

III a Antibiotika

Amphotericin B
Chlortetracyclin
Framycetinsulfat (Neomycin-B-sulfat)
Gentamycin
Neomycin
Polymyxin B
Streptomycin

III b Konservierungsmittel

Benzalkoniumchlorid
Methylbenzethoniumchlorid
Natriumtimerfonat
Phenol
2-Phenoxyethanol
Thiomersal (= 2-(Ethylmercuriothio)benzoesäure-Na)
Natriumborat

Tabelle der Indikations- und Auffrischungsimpfungen

Diese Tabelle wird von der STIKO jedes Jahr neu bearbeitet. Interessierte können die Änderungen im Internet abrufen unter www.rki.de.

Aus den Impfempfehlungen der STIKO, Stand: Juli 2006

Die im Folgenden aufgenommene Tabelle der STIKO vom Juli 2006 ist im Indikationsteil nur geringfügig, bei den Anwendungshinweisen fast ganz gekürzt, insofern es sich um Teile ärztlicher Aufgabenfelder handelt. Ungeläufige Fremdwörter und Abkürzungen wurden erklärt (in kursiver Schrift). Ärzte, die Impfberatungen durchführen, sollten das Original der Tabelle mit den speziellen Hinweisen benutzen (erhältlich unter www.rki.de).
Der Tabellenabdruck dient hier der Aufklärung. Das bedeutet nicht, dass wir die Empfehlungen vollständig vertreten.

Die Tabelle enthält sechs Indikations-Kategorien:

S *Standard*impfungen mit allgemeiner Anwendung = Regelimpfungen (siehe auch den Impfkalender auf S. 98)

A *Auffrisch*impfungen

I *Indikations*impfungen für Risikogruppen bei individuell (nicht beruflich) erhöhtem Expositions-, Erkrankungs- oder Komplikationsrisiko sowie auch zum Schutz Dritter

B Impfungen aufgrund eines erhöhten *beruf*lichen Risikos, z.B. nach Gefährdungsbeurteilung entsprechend der Biostoffverordnung und dem G 42 und aus hygienischer Indikation

R Impfungen aufgrund von *Reisen*

P *Postexpositionelle* Prophylaxe/Riegelungsimpfungen bzw. andere Maßnahmen der spezifischen Prophylaxe (Immunglobulingabe oder Chemoprophylaxe) bei Kontaktpersonen in Familie und Gemeinschaft.

Tabelle der Indikations- und Auffrischungsimpfungen
(Robert-Koch-Institut, Nordufer 20, 13353 Berlin)

Aktuelle Anwendungshinweise unter www.rki.de,
Stichwort «Infektionsschutz», «Epidemiologisches Bulletin»

Impfung gegen	Kategorie	Indikation bzw. Reiseziel	Anwendungshinweise (Packungsbeilage/ Fachinformationen beachten)
Cholera	R	Auf Verlangen des Ziel- oder Transitlandes; nur im Ausnahmefall; eine WHO-Empfehlung besteht nicht	
Diphtherie	S/A	Alle Personen bei fehlender oder unvollständiger Grundimmunisierung, oder wenn die letzte Impfung der Grundimmunisierung oder die letzte Auffrischimpfung länger als 10 Jahre zurückliegt	
	P	Bei Epidemien oder regional erhöhter Morbidität	
	P	Für enge (face to face) Kontaktpersonen zu Erkrankten, Auffrischimpfung 5 Jahre nach der letzten Impfung	Antibiotische Therapie
FSME	I	Personen, die in FSME-Regionen Zecken exponiert sind, oder	
(Frühsommer-meningo-enzephalitis)	B	Personen, die durch FSME beruflich gefährdet sind (exponiertes Laborpersonal sowie in Risikogebieten z.B. Forstarbeiter und Exponierte in der Landwirtschaft) Saisonalität beachten: April bis November **Risikogebiete in Deutschland** sind zur Zeit insbesondere → in **Bayern** **Niederbayern** (mit der Region Passau als Hochrisikogebiet), **Oberpfalz** (ausgenommen der Landkreis Tirschenreuth) sowie einige **Landkreise** in **Mittelfranken, Oberfranken, Unterfranken** und **Oberbayern**; → in **Baden-Württemberg** der gesamte Schwarzwald (Gebiet zwischen Pforzheim, Offenburg, Freiburg, Villingen, Tübingen, Sindelfingen), die Gebiete entlang der Flüsse Enz, Nagold und Neckar sowie entlang des Ober-/Hochrheins, oberhalb Kehls bis zum westlichen Bodensee (Konstanz, Singen, Stockach);	

		→ in **Hessen** der Odenwald und die Landkreise Darmstadt-Dieburg, Bergstraße, Marburg-Biedenkopf, Offenbach; → in **Rheinland-Pfalz** der Landkreis Birkenfeld; → in **Thüringen** der Saale-Holzland-Kreis, der Saale-Orla-Kreis und der Landkreis Hildburghausen
	R	Zeckenexposition in FSME-Risikogebieten außerhalb Deutschlands
Gelbfieber	R/B	Entsprechend den Impfanforderungen der Ziel- oder Transitländer sowie vor Aufenthalt in bekannten Endemiegebieten im tropischen Afrika und in Südamerika; die Hinweise der WHO zu Gelbfieber-Infektionsgebieten sind zu beachten
Haemophilus influenzae Typ b (Hib)	I	Personen mit anatomischer oder funktioneller Asplenie *(= Milz- oder Milzfunktionsverlust)*
	P	Nach engem Kontakt zu einem Patienten mit invasiver Haemophilus-influenzae-b-Infektion wird eine Rifampicin-Prophylaxe empfohlen: → für alle Haushaltsmitglieder ab einem Alter von 1 Monat (außer für Schwangere, für diese ggf. Ceftriaxon), wenn sich dort ein ungeimpftes oder unzureichend geimpftes Kind im Alter bis zu 4 Jahren oder aber eine Person mit einem relevanten Immundefekt befindet, → für ungeimpfte exponierte Kinder bis 4 Jahre in Gemeinschaftseinrichtungen Falls eine Prophylaxe indiziert ist, sollte sie zum frühestmöglichen Zeitpunkt, spätestens 7 Tage nach Beginn der Erkrankung des Indexfalls, begonnen werden

Impfung gegen	Kategorie	Indikation bzw. Reiseziel	Anwendungshinweise (Packungsbeilage/ Fachinformationen beachten)
Hepatitis A (HA)	I	1. Homosexuell aktive Männer 2. Personen mit substitutionspflichtiger Hämophilie 3. Personen in psychiatrischen Einrichtungen oder vergleichbaren Fürsorgeeinrichtungen für Zerebralgeschädigte oder Verhaltensgestörte 4. Personen, die an einer chronischen Lebererkrankung einschließlich chronischer Erkrankungen mit Leberbeteiligung leiden und keine HAV-Antikörper besitzen	
	B	1. HA-gefährdetes Personal* im Gesundheitsdienst, z.B. Pädiatrie und Infektionsmedizin 2. HA-gefährdetes Personal in Laboratorien (z.B. Stuhluntersuchungen) 3. Personal* in Kindertagesstätten, Kinderheimen u.Ä. 4. Personal* in psychiatrischen Einrichtungen oder vergleichbaren Fürsorgeeinrichtungen für Zerebralgeschädigte oder Verhaltensgestörte 5. Kanalisations- und Klärwerksarbeiter mit direktem Kontakt zu Abwasser ——— * Unter «Personal» sind hier medizinisches und anderes Fach- und Pflegepersonal sowie Küchen- und Reinigungskräfte zu verstehen	
	P	Kontaktpersonen zu an Hepatitis A Erkrankten (Riegelungsimpfung: vor allem in Gemeinschaftseinrichtungen und Schulen; s.a. «Ratgeber Hepatitis A» unter www.rki.de, > Infektionskrankheiten von A–Z, > Hepatitis A	Bei einer aktuellen Exposition von Personen, für die eine Hepatitis A ein besonderes Risiko darstellt, kann zeitgleich mit der ersten Impfung ein Immunglobulin-Präparat gegeben werden
	R	Reisende in Regionen mit hohem Hepatitis-A-Vorkommen	
Hepatitis B	B	1. HB-gefährdetes Personal im Gesundheitsdienst einschließlich Auszubildender bzw. Studenten sowie Reinigungspersonal; Personal in psychiatrischen Einrichtungen oder vergleichbaren Fürsorgeeinrichtungen für Zerebralgeschädigte oder Verhaltensgestörte; andere Personen, die durch Blutkontakte mit möglicherweise infizierten Personen gefährdet sind in Abhängigkeit von der Gefährdungsbeurteilung, z.B. betriebliche bzw. ehrenamtliche Ersthelfer, Mitarbeiter von Rettungsdiensten, Polizisten, Sozialarbeiter und Gefängnispersonal mit Kontakt zu Drogenabhängigen	
	I	2. Patienten mit chronischer Nierenkrankheit, Dialysepatienten, Patienten mit häufiger Übertragung von Blut oder Blutbestandteilen (z.B. Hämophile), Patienten vor ausgedehnten chirurgischen Eingriffen (z.B. vor Operationen unter Verwendung der Herz-Lungen-Maschine). Entscheidend sind die Dringlichkeit des Eingriffs sowie der Wunsch des Patienten nach einem Impfschutz)	

		3. Personen mit chronischer Leberkrankheit einschließlich chronischer Krankheiten mit Leberbeteiligung sowie HIV-Positive ohne HBV-Marker 4. Durch Kontakt mit HBsAg-Trägern in der Familie oder Wohngemeinschaft gefährdete Personen, Sexualpartner von HBsAg-Trägern 5. Patienten in psychiatrischen Einrichtungen oder Bewohner vergleichbarer Fürsorgeeinrichtungen für Zerebralgeschädigte oder Verhaltensgestörte sowie Personen in Behindertenwerkstätten 6. Besondere Risikogruppen, wie z.B. homosexuell aktive Männer, Drogenabhängige, Prostituierte, länger einsitzende Strafgefangene
	I/B	7. Durch Kontakt mit HBsAg-Trägern in einer Gemeinschaft (Kindergärten, Kinderheime, Pflegestätten, Schulklassen, Spielgemeinschaften) gefährdete Personen
	R	Reisende in Regionen mit hohem Hepatitis-B-Vorkommen bei längerem Aufenthalt oder bei zu erwartenden engen Kontakten zur einheimischen Bevölkerung
	P	→ Personen nach Verletzungen mit möglicherweise erregerhaltigen Gegenständen, z.B. Nadelstichexposition → Neugeborene HBsAg-positiver Mütter oder von Müttern mit unbekanntem HBsAg-Status (unabhängig vom Geburtsgewicht)
Influenza	S	Personen über 60 Jahre, jährlich im Herbst mit aktueller von der WHO empfohlener Antigenkombination
	I	Kinder, Jugendliche und Erwachsene mit erhöhter gesundheitlicher Gefährdung infolge eines Grundleidens – wie z.B. chronische Lungen-, Herz-Kreislauf-, Leber- und Nierenkrankheiten, Diabetes und andere Stoffwechselkrankheiten, Immundefekte mit Restfunktion (T- und/oder B-zellulär), HIV-Infektion – sowie Bewohner von Alters- oder Pflegeheimen
	B/I	Personen mit erhöhter Gefährdung, z.B. medizinisches Personal, Personen in Einrichtungen mit umfangreichem Publikumsverkehr sowie Personen, die als mögliche Infektionsquelle für von ihnen betreute ungeimpfte Risikopersonen fungieren können
	I/B	Personen mit erhöhter Gefährdung durch direkten Kontakt zu Geflügel und Wildvögeln. Eine Impfung mit dem aktuellen saisonalen humanen Influenza-Impfstoff bietet keinen direkten Schutz vor Infektionen durch den Erreger der aviären Influenza (*«Vogelgrippe»*), sie kann jedoch Doppelinfektionen mit den aktuell zirkulierenden Influenza-Viren verhindern
	I	Wenn eine intensive Epidemie aufgrund von Erfahrungen in anderen Ländern droht oder nach deutlicher Antigendrift bzw. einer Antigenshift zu erwarten ist und der Impfstoff die neue Variante enthält

Impfung gegen	Kategorie	Indikation bzw. Reiseziel	Anwendungshinweise (Packungsbeilage/ Fachinformationen beachten)
Masern	B	Ungeimpfte bzw. empfängliche Personen in Einrichtungen der Pädiatrie, in der Onkologie und bei der Betreuung von Immundefizienten sowie in Gemeinschaftseinrichtungen für das Vorschulalter und in Kinderheimen	
	P	Ungeimpfte oder einmal geimpfte Kinder und Jugendliche sowie andere gefährdete Personen in Gemeinschaftseinrichtungen mit Kontakt zu Masernkranken; möglichst innerhalb von 3 Tagen nach Exposition *(Ansteckung)*, Impfung und evtl. Immunglobulingabe	
Meningokokken-Infektionen (Gruppen A, C, W135, Y)	I	Gesundheitlich Gefährdete: Personen mit angeborenen oder erworbenen Immundefekten mit T- und/oder B-zellulärer Restfunktion; Milzverlust	
	R	Reisende in epidemische/hyperendemische Länder	
	R	Vor Pilgerreise (Hadj)	
	R	Schüler/Studenten vor Langzeitaufenthalten in Ländern mit empfohlener Impfung für Jugendliche entsprechend den Empfehlungen der Zielländer	
	I/P	Bei Ausbrüchen oder regionalen Häufungen auf Empfehlung der Gesundheitsbehörde	
	P	Für enge Kontaktpersonen zu einem Fall einer invasiven Meningokokken-Infektion wird eine Rifampicin-Prophylaxe empfohlen (für Schwangere ggf. Ceftriaxon) Die Durchführung der Chemoprophylaxe ist bis 10 Tage nach letztem Kontakt mit dem Patienten sinnvoll	
Mumps	B	Ungeimpfte bzw. empfängliche Personen in Einrichtungen der Pädiatrie, in Gemeinschaftseinrichtungen für das Vorschulalter und in Kinderheimen	
	P	Ungeimpfte oder einmal geimpfte Kinder und Jugendliche sowie andere gefährdete Personen in Gemeinschaftseinrichtungen mit Kontakt zu Mumpskranken; möglichst innerhalb von 3 Tagen nach Exposition *(Ansteckung)*	

Pertussis (Keuchhusten)	I	Sofern kein adäquater Immunschutz vorliegt, sollen – Frauen mit Kinderwunsch präkonzeptionell; – enge Haushaltskontaktpersonen (Eltern, Geschwister) und Betreuer (z.B. Tagesmütter, Babysitter, ggf. Großeltern) *möglichst* vier Wochen vor Geburt des Kindes eine Dosis Pertussis-Impfstoff erhalten Erfolgte die Impfung nicht vor der Konzeption, sollte die Mutter bevorzugt in den ersten Tagen nach der Geburt des Kindes geimpft werden.	
B		Personal in Einrichtungen der Pädiatrie, der Schwangerenbetreuung und der Geburtshilfe sowie in Gemeinschaftseinrichtungen für das Vorschulalter und in Kinderheimen sollte über einen adäquaten Immunschutz gegen Pertussis verfügen	
P		Bei Kindern und Jugendlichen (engen Kontaktpersonen in Haushalt oder Gemeinschaftseinrichtungen) sollte die Komplettierung einer unvollständigen Immunisierung erfolgen	
Pneumokokken-Krankheiten	S	Personen über 60 Jahre Eine Impfung mit **Polysaccharid**-Impfstoff; Wiederholungsimpfung im Abstand von 6 Jahren	
	I	Kinder (ab vollendetem 2. Lebensjahr), Jugendliche und Erwachsene mit erhöhter gesundheitlicher Gefährdung infolge einer Grundkrankheit: 1. Angeborene oder erworbene Immundefekte mit T- und/oder B-zellulärer Restfunktion, wie z.B.: →Hypogammaglobulinämie, Komplement- und Properdindefekte →bei funktioneller oder anatomischer Asplenie →bei Sichelzellenanämie →bei Krankheiten der blutbildenden Organe →bei neoplastischen Krankheiten →bei HIV-Infektion →nach Knochenmarkstransplantation	Gefährdete Kleinkinder (vom vollendeten 2. Lebensjahr bis zum vollendeten 5. Lebensjahr) erhalten eine Pneumokokken-Konjugat-Impfung. Fortsetzung nach fachärztlicher Verordnung

Impfung gegen	Kategorie	Indikation bzw. Reiseziel	Anwendungshinweise (Packungsbeilage/Fachinformationen beachten)
		2. Chronische Krankheiten, wie z.B.: → Herz-Kreislauf-Krankheiten → Krankheiten der Atmungsorgane → Diabetes mellitus oder andere Stoffwechselkrankheiten → chronische Nierenkrankheiten/nephrotisches Syndrom → neurologische Krankheiten (z.B. Zerebralparesen, Anfallsleiden) → Liquorfistel → vor Organtransplantation und vor Beginn einer immunsuppressiven Therapie	
Poliomyelitis	S	Alle Personen bei fehlender oder unvollständiger Grundimmunisierung Erwachsene mit ≥ 4 dokumentierten OPV- bzw. IPV-Impfungen im Kindes- und Jugendalter bzw. nach einer Grundimmunisierung im Erwachsenenalter gelten als vollständig immunisiert Für folgende Personengruppen ist eine Auffrischimpfung indiziert:	
	I	→ Reisende in Regionen mit Infektionsrisiko (die aktuelle epidemische Situation ist zu beachten, insbesondere die Meldungen der WHO) → Aussiedler, Flüchtlinge und Asylbewerber, die in Gemeinschaftsunterkünften leben, bei der Einreise aus Gebieten mit Polio-Risiko	Personen ohne Nachweis einer Grundimmunisierung sollten vor Reisebeginn wenigstens 2 Dosen IPV erhalten
	B	→ Personal der oben genannten Einrichtungen → Medizinisches Personal, das engen Kontakt zu Erkrankten haben kann → Personal in Laboratorien mit Poliomyelitis-Risiko	
	P	Bei einer Poliomyelitis-Erkrankung sollten **alle** Kontaktpersonen unabhängig vom Impfstatus ohne Zeitverzug eine Impfung mit IPV erhalten	Sofortige umfassende Ermittlung und Festlegung von Maßnahmen durch die Gesundheitsbehörde
		Ein Sekundärfall ist Anlass für Riegelungsimpfungen	Riegelungsimpfung mit OPV und Festlegung weiterer Maßnahmen durch Anordnung der Gesundheitsbehörden

Röteln	I	Seronegative Frauen mit Kinderwunsch	
	B	Ungeimpfte bzw. empfängliche Personen in Einrichtungen der Pädiatrie, der Geburtshilfe und der Schwangerenbetreuung sowie in Gemeinschaftseinrichtungen für das Vorschulalter und in Kinderheimen	
	P	Ungeimpfte oder einmal geimpfte Kinder mit Kontakt zu Rötelnkranken; möglichst innerhalb von 3 Tagen nach Exposition *(Ansteckung)*	Vorzugsweise mit MMR-Impfstoff
Tetanus	S/A	Alle Personen bei fehlender oder unvollständiger Grundimmunisierung, wenn die letzte Impfung der Grundimmunisierung oder die letzte Auffrischimpfung länger als 10 Jahre zurückliegt. Eine begonnene Grundimmunisierung wird vervollständigt, Auffrischimpfung in 10-jährigem Intervall	Die Impfung gegen Tetanus sollte in Kombination mit der gegen Diphtherie (Td) und evtl. Pertussis (Tdap) durchgeführt werden, falls nicht bereits ein aktueller Impfschutz besteht
Tollwut	B	→ Tierärzte, Jäger, Forstpersonal u.a. Personen bei Umgang mit Tieren in Gebieten mit Wildtiertollwut sowie ähnliche Risikogruppen (z.B. Personen mit beruflichem oder sonstigem engem Kontakt zu Fledermäusen) → Personal in Laboratorien mit Tollwutrisiko	
	R	Reisende in Regionen mit hoher Tollwutgefährdung (z.B. durch streunende Hunde)	
	P	Siehe auch Tabelle S. 175	
Tuberkulose		Die Impfung mit dem derzeit verfügbaren BCG-Impfstoff wird nicht empfohlen	
Typhus	R	Bei Reisen in Endemiegebiete	Nach Angaben des Herstellers

Impfung gegen	Kategorie	Indikation bzw. Reiseziel	Anwendungshinweise (Packungsbeilage/ Fachinformationen beachten)
Varizellen (Windpocken)	S	Ungeimpfte 9- bis 17-jährige Jugendliche ohne Varizellen-Anamnese Nach Angaben des Herstellers 1 Dosis bei Kindern vor dem vollendeten 13. Lebensjahr; 2 Dosen im Abstand von mindestens 6 Wochen bei Kindern ab 13 Jahren, Jugendlichen und Erwachsenen	
	I	1. Seronegative Frauen mit Kinderwunsch 2. Seronegative Patienten vor geplanter immunsuppressiver Therapie oder Organtransplantation 3. Seronegative Patienten unter (nicht intensiver!) immunsuppressiver Therapie 4. Seronegative Patienten mit Leukämie 5. Empfängliche Patienten mit schwerer Neurodermitis 6. Empfängliche Personen mit engem Kontakt zu den unter Punkt 2 bis 5 Genannten «Empfängliche Personen» bedeutet: anamnestisch keine Windpocken, keine Impfung und bei serologischer Testung kein Nachweis spezifischer Antikörper	Durch **passive Immunisierung** mit Varizella-Zoster-Immunglobulin (VZIG): Die **postexpositionelle** Gabe von VZIG wird empfohlen innerhalb von 96 Stunden nach Exposition,* sie kann den Ausbruch einer Erkrankung verhindern oder deutlich abschwächen Sie wird empfohlen für Personen mit erhöhtem Risiko für Varizellen-Komplikationen, dazu zählen → ungeimpfte Schwangere ohne Varizellen-Anamnese → immundefiziente Patienten mit unbekannter oder fehlender Varizellen-Immunität → Neugeborene, deren Mutter 5 Tage vor bis 2 Tage nach der Entbindung an Varizellen erkrankte Diesen ist eine spezifische Immunglobulingabe innerhalb 96 Stunden nach Exposition anzuraten Für Applikation und Dosierung von VZIG sind die Herstellerangaben zu beachten!
	B	Seronegatives Personal im Gesundheitsdienst, insbesondere der Bereiche Pädiatrie, Onkologie, Gynäkologie/Geburtshilfe, Intensivmedizin und im Bereich der Betreuung von Immundefizienten sowie bei Neueinstellungen in Gemeinschaftseinrichtungen für das Vorschulalter	
	P	Empfehlungen zur **postexpositionellen** Varizellen-Prophylaxe durch Inkubationsimpfung: Bei ungeimpften Personen mit negativer Varizellen-Anamnese und Kontakt zu Risikopersonen ist eine postexpositionelle Impfung innerhalb von 5 Tagen nach Exposition* oder innerhalb von 3 Tagen nach Beginn des Exanthems *(Hautausschlag)* beim Indexfall zu erwägen. Dies ist jedoch keine ausreichende Begründung für den Verzicht auf die Absonderung gegenüber Risikopersonen * Exposition heißt: → 1 Stunde oder länger mit infektiöser Person in einem Raum → Face-to-face-Kontakt → Haushaltskontakt	

Postexpositionelle Tollwut-Immunprophylaxe
(d.h. nach möglichem Kontakt)

Grad der Exposition	Art der Exposition		Immunprophylaxe (Beipackzettel beachten)
	durch ein tollwutverdächtiges oder tollwütiges Wild- oder Haustier *	durch einen Tollwut-impfstoffköder	
I	Berühren/Füttern von Tieren, Belecken der intakten Haut	Berühren von Impfstoffködern bei intakter Haut	Keine Impfung
II	Knabbern an der unbedeckten Haut, oberflächliche, nicht blutende Kratzer durch ein Tier, Belecken der nicht intakten Haut	Kontakt mit der Impfflüssigkeit eines beschädigten Impfstoffköders mit nicht intakter Haut	Impfung
III	Jegliche Bissverletzung oder Kratzwunden, Kontamination von Schleimhäuten mit Speichel (z.B. durch Lecken, Spritzer)	Kontamination von Schleimhäuten und frischen Hautverletzungen mit der Impfflüssigkeit eines beschädigten Impfstoffköders	Impfung und einmalig simultan mit der ersten Impfung passive Immunisierung mit Tollwut-Immunglobulin (20 IE/kg Körpergewicht)

Aus den Anmerkungen:
Berührte Körperstellen und Wunden unverzüglich mit Seife reinigen, gründlich mit Wasser spülen und 70%igem Alkohol oder Jodpräparat behandeln, auch bei Berührung mit Impfflüssigkeit eines Impfstoffköders. Unverzüglich ärztliche Beratung.

* Als tollwutverdächtig gilt auch eine Fledermaus, die sich anfassen lässt, ein sonstiges auffälliges Verhalten zeigt oder tot aufgefunden wurde.

Zur Schätzung der Impfstoff-Wirksamkeit in einer Studie

(s. S. 109f., Literaturhinweis 3 im Kapitel «Impfstoffeinführung», S. 193)

Da nicht alle Studienteilnehmer während der Beobachtungszeit angesteckt werden und von den Angesteckten incl. den Ungeimpften nicht alle erkranken, muss die Wirkung bei den Geimpften auf das Erkrankungsverhältnis der Ungeimpften bezogen werden. Die Zahlen sind am Studienende bekannt. Jetzt bedeuten:

G – die Anzahl der Geimpften
U – die Anzahl der Ungeimpften
Kfg – die Zahl der Krankheitsfälle unter den Geimpften
Kfu – die Zahl der Krankheitsfälle unter den Ungeimpften

Dann gilt die Berechnungsformel für die Wirksamkeit in Prozent:

$$\left(1 - \frac{Kfg \,/\, G}{Kfu \,/\, U}\right) \text{ x } 100 = \text{\% Wirksamkeit}$$

Als Beispiel dient das Ergebnis einer italienischen Studie zur *Wirksamkeit von neuen azellulären Pertussis-Impfstoffen* (aP) gegenüber dem Ganzkeim-Impfstoff (wP), alle in Kombination mit Diphtherie und Tetanus (DT) (Angaben aufgrund einer Studiensynopsis des Symposiums), s. nächste Seite.

Die Anzahl der Kleinkinder in den Studiengruppen betrug:

DTaP/CB *)	DTaP/SB*)	DTwP	DT (Kontrollgruppe ohne P)	
4452	4481	4348	1470	Kinder

Um den Zeitabstand der Erkrankung zur Impfung mit einzukalkulieren, wurden die Fälle nicht absolut, sondern in «Kinderjahren» seit der 3. Impfung zusammengerechnet; nun lassen sich die Erkrankungsfälle pro 100 Kinderjahre der jeweiligen Gruppe ausdrücken.

Krankheitsfälle pro 100 Kinderjahre:

0,55	0,56	2,22	3,47	/ 100 Kinderjahre

In der ersten und zweiten Gruppe bedeutet das einen Erkrankten, in der Kontrollgruppe ohne Pertussis-Impfung 7 Erkrankte auf jeweils 200 Kinderjahre.
Nach der oben stehenden Formel ergibt sich eine wahrscheinliche Wirksamkeit gegenüber der Kontrollgruppe in Prozent von:

84	84	36	% Wirksamkeit

Mit einem «Vertrauens»-Spielraum (Confidence-Interval = CI) von

(76 – 90)	(76 – 90)	(14 – 52)	% CI

Im Vergleich zu dem alten Ganzkeim-Impfstoff wurde eine Verminderung des Erkrankungsrisikos auf

0,25	0,25	
(0,17 – 0,36)	(0,17 – 0,36)	CI

d.h. auf ¼ angegeben. (Vgl. bei den Krankheitsfällen pro 100 Kinderjahre das Verhältnis der ersten beiden zur 3. Zahl.)

* Hersteller-Kürzel:
CB = «Chiron Behring»;
SB jetzt GSK bzw. «Smith Kline Beecham» jetzt «Glaxo Smith Kline».

Anhang

Literaturauswahl

Hans-Peter Studer, Mitarbeit Hansueli Albonico u. Peter Klein, *Impfen – Grundlagen für einen persönlichen Impfentscheid*. Ratgeber Stiftung für Konsumentenschutz SKS.
Postfach, CH-3000 Bern 23, Tel. +31/3702424, Fax +31/3720027

Alfred Lienhard, *Impfen? Nutzen und Risiken für Kinder und Erwachsene.* Ein Ratgeber. Zürich 1994

Martin Hirte, *Impfen – Pro und Contra.* München 2005

Ulrich Heininger, *Impfratgeber.* Bremen [3]2004

Stephan Illing, Thomas Ledig, *Impfungen.* München [3]2006

Deutsche Gesellschaft für pädiatrische Infektiologie e.V. (DGPI), *Handbuch Infektionen bei Kindern und Jugendlichen.* München [4]2004

Siegfried Wiersbitzky, Roswitha Bruns, *Atypische Verläufe und aktuelle Impffragen – Die pädiatrische Impfberatungsstelle.* Mainz 1995

Randall Neustaedter, *The vaccine guide.* Berkeley/California [2]2002

Hans Ulrich Albonico, *Gewaltige Medizin.* Bern [2]1998

Fachbegriffe – Fremdwörter

Adsorbat-Impfstoff: Das Impfantigen ist zur Wirkungsverstärkung an Aluminiumhydroxid oder -phosphat adsorbiert.

Antigene: Substanzen oder Strukturen, die in Mensch und Tier die Bildung von Antikörpern auslösen. (anti = gegen; -gen: «entstehen»)

Antikörper: Antigen-bindende Substanzen des Blutes und der Gewebsflüssigkeit, nachweisbar als Immunglobuline; Anzeichen spezifischer Immunität

Antipyretika: Fiebersenkende Arzneimittel

Auffrischimpfung: Jede nach einer abgeschlossenen Grundimmunisierung folgende gleichartige Impfung – bei angenommenem oder nachgewiesenem Schwund des Schutzes

Booster-Effekt: Der besonders starke Antikörperanstieg nach einer Impfwiederholung im Abstand von wenigstens sechs Monaten zur letzten Impfung. (Nicht bei Lebendimpfungen)

Bronchospasmus: Akute (entzündliche oder allergische) Verengung der Luftröhrenäste

Dyspnoe: behinderte Atmung, Atemnot

Elimination: Ausgrenzung; das Verhindern von Neuerkrankungen in einem Land, u.a. durch Impfaktionen

Endemie: Ständiges verstreutes Vorkommen einer Krankheit in einem begrenzten Gebiet

Epidemie: Stark gehäufte Neuerkrankungen in einem Gebiet mit Ausbreitungsneigung

Epidemiologie: Die Lehre von der Verteilung und Verbreitung von Krankheiten

Eradikation: Ausrottung (einer Infektionskrankheit)

HBs-Ag-positiv: Laborergebnis bei Hepatitis B-Virusträger

humoral: den Körperflüssigkeiten zugehörig

I.E.: Internationale oder Immunitäts-Einheiten = Wirkstärke; gebräuchlich, wenn keine Gewichtsangabe möglich ist

immun: nicht empfänglich für eine bestimmte Ansteckung; z.B. bei schon vorhandenen Antikörpern

Immunglobuline: s. Antikörper

Immunität; humoral: Durch vorhandene Immunglobuline bestehender Schutz vor Ansteckung

Immunität; zellvermittelt: Durch «Erinnerungszellen» wieder angefachte Immunglobulinbildung

Indikationsimpfung: Impfung auf besondere Anzeige hin, nicht dem Impfkalender zugehörig

Inkubationszeit: «Ausbrütezeit» von der Ansteckung bis zu den ersten Krankheitszeichen

Inkubationsimpfung: Impfung kurz nach Ansteckung (z.B. S. 68)

Leberzirrhose: Verhärtende Umwandlung des Lebergewebes mit Funktionseinbuße

Meningismus: Nackensteife u.a. klinische Zeichen einer Hirnhautreizung

Meningitis: Hirnhautentzündung

Migration: «Wanderstrom»; Verschiebungen der Bevölkerung eines oder mehrerer Gebiete

Proteinurie: Eiweißausscheidung im Urin

Rekonvaleszenz: Zeitspanne zwischen dem Ende charakteristischer Krankheitszeichen und der Wiederherstellung individueller Gesundheit

Simultanimpfung: Bei Verdacht oder anlässlich einer Ansteckung die gleichzeitige passive und aktive Impfung (s. S. 27f., 56ff.). Nicht mit Lebendimpfungen möglich

Zitierte Literatur

I. Einführung

Infektionskrankheiten und Impfungen

1 Schad W., 150 Jahre allgemeine Zelltheorie der Organismen. Ihre Begründung und ihre Beendigung. *Tycho-De-Brahe-Jahrbuch für Goetheanismus*. Niefern-Öschelbronn 1989.
2 Margulis H.S., Symbiosis in Cell Evolution. New York 1993.
3 Miller M., Carlton, Safety and Immunogenicity of PRP-T Combined with DPT: Excretion of Capsular Polysaccaride and Antibody Response in the Immediate Post-Vaccination Period. *Pediatrics*. 1995;95:522-7.

Inhalt und Umfang der Impfaufklärung

1 RKI., Impfempfehlungen der STIKO am RKI, Stand Juli 2005. *Epidemiol. Bull.* 2005;30:257–272.
2 Infektionsschutzgesetz (IfSG) §20:(6) Seuchenrechtsneuordnungsgesetz. *Bundesgesetzblatt*. 2000;33:1055.

Die einzelnen Krankheiten und Schutzimpfungen

1. Wundstarrkrampf (Tetanus)

1 Dietz V., Factors Affecting the Immunogenetic and Potency of Tetanus Toxoid: Implications for the Elimination of Neonatal and Nonneonatas Tetanus as Public Health Problems. *Bull World Health Organ*. 1997;75/1:81-93.
2 Zastrow K.D., Tetanus-Erkrankungen, Impfungen und Impfschäden in der Bundesrepublik Deutschland 1971-1990. *DMW.* 1993; 118:1617-20.
3 Bardenheier B., Tetanus Surveillance – US 1995-97. *MMWR*. 1998;47:1-13.
4 Glezen W.P., Prevention of Neonatal Tetanus. *Am J Public Health*. 1998;88: 871-2.
5 Edsall G., Exessive Use of Tetanus Toxoid Boosters. *JAMA*. 1967;202:17-9.
6 Bowie C., Tetanustoxoid for Adults – Too Much of a Good Thing. *Lancet*. 1996;348:1185-6.
7 Koenig M.A., Duration of Paediatric Immunity Conferres by Maternal Tetanus Toxoid Immunisation: Further Evidence from Matlah, Bangladesh. *Am J Public Health*. 1998;88:903-7.
8 Luisto M., Tetanus of Immunized Children. *Der Med. Child. Neurol.* 1993;35: 351-5.

9 Crone N.E., Reder A., Severe Tetanus in Immunized Patients with High Anti-Tetanus Titers. *Neurology.* 1992;42:761-4.

2. Diphtherie

1 Galazka A., Why Do Adults Contract Diphtheria? *Eurosurveillance.* 1997;2/8/9:60-63.
2 WHO, Expanded Programme on Immunisation. Recrudescence of Diphtheria. Poland (nach einem Bericht des nationalen Hyg. Inst. Warschau). *Weekly Epidem. Record.* 1993;68:261-4.
3 Naumann P., Paatz T., Diphtherie-Adsorbat-Impfstoff für Erwachsene. Immunologische Wirksamkeit. *Gelbe Hefte.* 1984;24/3:109-15.
4 RKI, Kontinuierlicher Rückgang der Diphterie in den UdSSR-Nachfolgestaaten. *Epidemiol. Bull.* 1997;2:8.
5 Vitek C.R., Epidemiology of Epidemic Diphtheria in Three Regions, Russia 1994-1996. *Eur J Epid.* 1999;15:75-83 (78).
6 Loukoushkina E.F., The Clinical Picture and Diagnosis of Diphtheritic Carditis in Children. *Eur J Paediatr.* 1998;157:528-33.
7 Helwig H., Diphterie-Antitoxin für Notfälle. *Kinder- und Jugendarzt.* 2000;31/10:928.
8 Vitek C.R., Risk of Diphtheria Among Schoolchildren in the Russian Federation in Relation to Time Since Last Vaccination. *Lancet.* 1999;353:355-8.

3. Keuchhusten (Pertussis)

1 Heininger U., Stehr K., Cherry J.D., Clinical Findings in Bordetella Pertussis Infections: Results of a Prospective Multicenter Surveillance Study. *Pediatrics.* 1997;100/6:1-7.
2 Herzig P., Wirsing von König C.H., Pertussis Complications in Germany – 3 Years of Hospital-based Surveillance During the Introduction of Acellular Vaccines. *Infection.* 1998;26:227-31.
3 Petrova M.S., Antibiotica Therapy in Children with Pertussis. *Antibiot- Khimioter.* 1992;37:40-3.
4 Goebel W., Gloeckler M., Kindersprechstunde. 16. ed. Stuttgart: Urachhaus; 2006: S. 165ff.
5 Linden zur W., Geburt und Kindheit. 14. ed. Frankfurt/Main; 1998.
6 Soldner G., Stellmann M., Individuelle Paediatrie. Stuttgart: Wissenschaftl. Verlagsanstalt; 2001.
7 Stellmann M., Kinderkrankheiten natürlich behandeln. 3. ed. München; 1999.
8 Booy R., Immunogenicity of Combined Diphtherie, Tetanus and Pertussis Vaccine Given at 2, 3, and 4 Months Versus 3, 5, and 9 Months of Age. *Lancet.* 1992;339:507-10.

9 Hartung K., Studie zur Epidemiologie der Pertussis-Erkrankungen in der Bundesrepublik 1976–80. *Der Kinderarzt*. 1982;12:1847-9.
10 Aoyama T., Outbreak of Pertussis in Highly Immunized Adolescents and its Secondary Spread to their Families. *Acta Paed. Japonica*. 1995;37:321.
11 Christie C., The 1993 Epidemie of Pertussis in Cincinnati. *NEJM*. 1994;331: 16ff.
12 Mink C., Outbreak of Pertussis in a Fully Immunized Adolescent and Adult Population. *Arch. Pediatr. Adolesc. Med.* 1994;148:153-157.
13 Mortimer E.A., Pertussis and its Prevention: A Family Affair. *J Infect Dis*. 1990;161:473-9.
14 Nennig M.E., Prevalence and Incidence of Adult Pertussis in an Urban Population. *JAMA*. 1996;275:1672-4.
15 Liebermann D., Etiology of Respiratory Tract Infection in Adults in a General Practice Setting. *Eur J Clin Microbiol Dis.* 1998;17:685-9.
16 Rümke H.C., Serological Evaluation of a Simplified Immunization Schedule Using quadruple DPT-Volio Vaccine in Burkina Faso. *Vaccine*. 1993;11: 1113.
17 Lindgren C., Sudden Infant Death and Prevalence of Whooping Cough in the Swedish and Norwegian Communities. *Eur J Paediatr.* 1997;156:405-9.
18 Feer E., Lehrbuch der Kinderheilkunde. Stuttgart 1930.
19 Koletzko B., Harnak von G.A., Kinderheilkunde. 11. ed. Berlin 2000.
20 Sagan L.A., Die Gesundheit der Nationen. 1. ed. Hamburg 1992.

4. Haemophilus-influenzae-Typ-b-Erkrankungen

1 Ward J., Haemophilus Influenzae Vaccines. 1994.
2 Lawrence R.A., Breastfeeding – A Guide for the Medical Profession. Mosby; 1999.
3 Ward J., Haemophilus Influenzae Meningitis – A National Study of Secondary Spread in Household Contacts. *NEJM*. 1979.
4 DGPI, Infektionen bei Kindern und Jugendlichen. In: DGPI-Handbuch. München; 2000:294.
5 Heininger U., Kombinationsimpfstoffe. *Sozialpäd.* 2000;22:35-8.
6 Hargreaves R.M., Changing Patterns of Invasive Haemophilus Influenzae Disease in England and Wales After Introduction of the Hib Vaccination Programm (zitiert nach RKI InFo II 1996, p. 35). *BMJ.* 1996;312:160-1.
7 Classen D.C., Classen J.B., The Timing of Pediatric Immunisation and the Risk of Insulin Dependent Diabetes Mellitus. *Infect Dis Clin Pract.* 1997;6: 449-54.
8 Karvonen M., Cepaitis Z., Tuomilehto J., Association Between Type 1 Diabetes and Haemophilus Influenzae Type b Vaccination: Birth Cohort Study. *BMJ.* 1999;318:1169-72.

9 Trampisch H.J., Lange S., Nochmals: Diabetes mellitus und Haemophilus-influenzae-B-Impfung (Gutachten vom 25.11.1999). *Arznei-Telegramm.* 1999;12:126.

10 Kries von R., Schmitt H.J., Verursacht die Hib-Impfung Diabetes mellitus? *Consilium Infectiorum.* 1999;XXXVIII:Frage 3369.

11 Wahlberg J. u.a., Vaccinations May Induce Diabetes-Related Autoantibodies in One-Year-Old Children. *Ann. N.Y. Acad. Sci.* 1005:404-408 (2003).

5. Pneumokokken-bedingte Erkrankungen

1 *Epidemiol. Bull.* 2006;31:255ff.

2 Nelson, *Textbook of pediatrics.* Philadelphia 17. Aufl. 2003 (Online-Version unter www.nelsonpediatrics.com).

3 Buchheim F.L. van u.a., Therapy of acute Otitis media: Myringotomy, Antibiotics or neither? *Lancet.* 1981:881.

4 http://www.patientenleitlinie.de/mittelohrentzuendung/mittelohrentzuendung.html.

5 *arzneimittel telegramm,* 9.4.2001;32/4:37–39 und 10.10.2003;34/10:94.

6. Meningokokken-bedingte Erkrankungen

1 Handbuch Infektionen bei Kindern und Jugendlichen, DGPI, München ^{4}2004, S. 438.

2 Handbuch Infektionen bei Kindern und Jugendlichen, DGPI, München ^{4}2004; *Epidemiolog. Bull.* 2006, Nr. 30/31.

7. Poliomyelitis (spinale Kinderlähmung)

1 DGPI, Infektionen bei Kindern und Jugendlichen. In: DGPI-Handbuch. 3 ed. München; 2000:497.

2 Leonhardt I., Schmitt H.J., Stück B., Feschorek, Neue Impfstrategie gegen Poliomyelitis. *DÄ*. 1997;94:2044-9.

3 Knolle H., Zur historisch-geographischen Epidemiologie der Poliomyelitis. *Gesnerus.* 1994;51:216-231.

4 Oostvogel P.M., Poliomyelitis Outbreak in an Unvaccinated Community in the Netherlands 1992-1993. *Lancet.* 1994;344:665-70.

5 John J., Did India Have the World's Largest Outbreak of Poliomyelitis Associated With Injections of Adjuvanted DPT? *Indian Pediatrics.* 1998;35/1: 37-75.

6 Singh J., An Explosive Outbreak of Poliomyelitis in an Orphanage in Dehli: Risk Factors for the Unusually High Attack Rates. *Indian Pediatrics.* 1997;34: 135-9.

7 Wyatt, Unnecessary Injections and Paralytic Poliomyelitis in India. *Transactions of the Royal Society of Tropical Medicine and Hygiene.* 1992;86:546-9.
8 Wyatt, Provokation Poliomyelitis: Neglected Clinical Observations from 1914 to 1950. *Bulletin of the History of Medicine.* 1981;55:543-7.
9 Deivanayagan N., Intramuscular Injection as a Provoking Faktor for Paralysis in Acute Poliomyelitis. *Indian Pediatrics.* 1993;30:335-40.
10 Strebel P.M., Intramuscular Injections and Vaccine-Associated Poliomyelitis (Discussion in: 1995; 333: 62ff). *NEJM.* 1995;332:500-6.
11 John J., India's Polio Eradication Efforts at Cross Roads (dazu Diskussion Sarkar und John: 1998; 35:1136-41). *Indian Pediatrics.* 1998;35:307-10.
12 Sarkar S., Comment to: India's Polio Eradication Efforts at Cross Roads. *Indian Pediatrics.* 1998;35:1136-8.
13 John J., Reply to: Sarkar, S.: Comment to: India's Polio Eradication Efforts at Cross Roads. *Indian Pediatrics.* 1998;35:1138-41.
14 Plotkin S.A., An End to Manicheism. *Public Health Review.* 1993/94;21:135-8.
15 Stoeckel P., Can We Agree on a Prescription? A Viev From the Perspective of the Developing Countries. *Public Health Review.* 1993/94;21:139-42.
16 WHO empfiehlt weiterhin Impfungen mit oraler Polio-Vakzine (nach WHO Press Release 76/95). *Bundesgesundheitsblatt.* 1996;2:75.

8. Leberentzündungen (Hepatitis B und Hepatitis C)

1 Schnutgen M., Gerken G., Aktuelle Aspekte der Impfprophylaxe der Virushepatitiden. *Paediat. Prax.* 1998;54:455-67.
2 Nassauer A., Maass G., Besuch von Gemeinschaftseinrichtungen durch Hepatitis-B-Dauerträger. *Bundesgesundheitsbl-Gesundheitsforsch-Gesundheitsschutz.* 1999; 42:428-431.
3 Fintelmann V., Die Entstehung eines therapeutischen Konzeptes zur Behandlung chronischer Virushepatitiden. *Der Merkurstab.* 1999;Sonderheft Hepatitis:2-8.
4 Wirth S., Schneider T., Chronische Hepatitiden im Kindesalter. *Paediat. Prax.* 1998;53:607-619.
5 Millan M.T., Keeffe E.B., Berquist W.E., Castillo R.O., Liver transplantation at Stanford University Medical Center. *Clin Transpl (United States).* 1998: 287-96.
6 RKI, Ratgeber Infektionskrankheiten, 17. Folge. *Epidemiol. Bull.* 2000;33.
7 DGPI, Infektionen bei Kindern und Jugendlichen. In: DGPI-Handbuch. 3. ed. München; 2000:324.
8 Carman W.F., Zanetti A.R., Karayiannis P., Vaccine-induced escape mutant of hepatitis B virus. *Lancet.* 1990;336:325-29.
9 Wilson J.N., Nokes D.J., Carman W.F., The predicted pattern of emergence of vaccine-resistent hepatitis B: a cause for concern? *Vaccine.* 1999;17:973-78.

10 Carman W.F., The clinical significance of surface antigen variants of hepatitis B virus. *J Viral Hepat (England)*. 1997;4 (Suppl.1):11-20.

11 Lee P.I., Chang L.Y., Lee C.Y., Huang L.M., Chang M.H., Detection of hepatitis B surface gene mutation in carrier children with or without immunoprophylaxis at birth. *J Infect Dis*. 1997;176(2):427-30.

12 McMahon B.J., Helminiak C., Frequency of adverse reactions to hepatitis B vaccine in 43.618 persons. *Am J of Medicine*. 1992;92:254-56.

13 Shaw F.E., Graham D.J., Guess H.A., Postmarketing surveillance for neurologic adverse events reported after Hepatitis B vaccination. *Am J Epidemiol*. 1988;127 (2):337-52.

14 Cassidy W., School-based adolescent hepatitis B immunization programs in the United States: strategies and successes. *Ped Infect Dis J.* 1998;17: 43-6.

15 Vaudaux B., Steinemann M.A., Generelle Hepatitis-B-Impfung in der Schweiz: Was halten die impfenden Ärzte davon? *Soz Präventivmed*. 1998;43, Suppl.1: 47-56.

16 Mangtani P., Hall A.J., Normand C.E.M., Hepatitis B vaccination: the cost effectiveness of alternative strategies in England and Wales. *J Epidemiol Community Health*. 1995;49:238-44.

17 Hollinger F.B., Comprehensive control (or elimination) of hepatitis B virus transmission in the United States. *Gut*. 1996;38 (Suppl.):24-30.

18 Repp R., Rhiels S., Heermann K.H., Genotyping by multiplex polymerase chain reaction for detection of endemic hepatitis B virus transmission. *J Clin Microbiol*. 1993;31:1095-1102.

19 Shapiro C.N., Transmission of hepatitis B virus between institutionalized children. *Ped Infect Dis J.* 1994;13 (3):245-6.

20 Hesketh L.M., Rowlatt J.D., Gay N.J., Morgan-Capner P., Miller E., Childhood infection with hepatitis A and B viruses in England an Wales. *Communicable Disease Report*. 1997;7 (4):R60–63.

21 Wirsching G., Hepatitis-B-Impfung (Engerix B, Gen H-B-Vax K) für alle Säuglinge? *Arznei-Telegramm*. 1997;3:32-33.

22 Hörnle R., Schlussfolgerungen nach anderthalb Jahren Hepatitis-Diagnostik in einer Beratungsstelle für sexuell übertragbare Krankheiten. *InfFo (RKI)*. 1997;II:18-22.

23 Shann F., Steinhoff M.C., Vaccinees for children in rich and poor countries. *Pediatrics*. 1999;354:sII7-11.

24 Struve J., Giesecke J., Lindh G., Weiland O., Utility of an anonymous questionnaire for the identification of a primary transmission route and possible secondary transmission in adults with acute hepatitis B virus infection. *Eur J Epid*. 1996;12:319-22.

25 Shapiro C.N., Epidemiology of hepatitis B. *Ped Infect Dis J.* 1993;12:433-7.

26 Leinmüller R., Nur jeder fünfte ist identifiziert. *DÄ*. 1996:2036.

27 Manns M., Europäischer Konsens zu Hepatitis C. Epidemiologie, Diagnose und Therapie. *DÄ*. 1999;96 (50):2367–2372.
28 Goudeau A., Dubois F., Incidence and prevalence of hepatitis B in France. *Vaccine*. 1995;13 (Suppl 1):22-25.
29 Tandon B.N., Acharya S.K., Tandon A., Epidemiology of hepatitis B virus infection in India. *Gut*. 1996;38 (Suppl.2):56-59.
30 Jülich W.D., Hülße C., Jährig D., Impfstrategie zur Virushepatitis-B-Prophylaxe – Diskussion anhand neuer epidemiologischer Daten. *Hyg Med*. 1995; 20:515-529.
31 Stück B., Frage Nr. 2294. *Consilium Infectiorum*. 1997, Heft XXXI.
32 Gemeldete Erkrankungen an Virushepatitiden 1991-1994. In: Wiesbaden: Statistisches Bundesamt Wiesbaden; 1997.
33 Keller-Stanislawski u.a., Verdachtsfälle von Impfkomplikationen nach dem Infektionsschutzgesetz und Verdachtsfälle von Nebenwirkungen nach dem Arzneimittelgesetz vom 1.1.2001 bis zum 31.12.2003. *Bundesgesundheitsblatt – Gesundheitsforschung – Gesundheitsschutz* 2004;47:1151-1164.
34 Von Kries, Rüdiger u.a., Sudden and unexpected deaths after the administration of hexavalent vaccines (diphtheria, tetanus, pertussis, poliomyelitis, hepatitis B, Haemophilus influenzae type b): is there a signal? *Eur. J. Pediatr.* 2005;164:61-69.
35 Zinka, B. u.a., Unexplained cases of sudden infant death shortly after hexavalent vaccination. *Vaccine* Mai 2005 (in press).
36 Zinka, B., Penning, Randolph, Letter to the Editor: Unexplained cases … (s. 35), Letter to the Editor.

9. Masern

1 Ayaiyeoba A.I., Childhood Eye Disease in Ibadan. *Afr J Med Sci*. 1994;23:227-31.
2 Chan M., Vitamin A and Measles in Third World Children. *BMJ.* 1990;301: 1230.
3 Arenz, S., Liebl, B., Wildner, M. *KiPra* 2006;77:29-31.
4 Kowatzki, R., Schmitt, H.-J., Hartmann, W., Zum Masernausbruch in Nordrhein-Westfalen. *Kinder- und Jugendarzt* 2006;37:404-5.
5 Güris D., Measles Vaccine Effectiveness and Duration of Vaccine-Induced Immunity in the Absence of Boosting from Exposure to Measles Virus. *Ped Infect Dis J.* 1996;15:1082-86.
6 King J.C., Measles, Mumps and Rubella Antibodies in Vaccinated Baltimore Children. *AJDC*. 1993;147:558.
7 Chen R., Measles Antibody: Reevaluation of Protective Titers. *J Infect Dis*. 1990;162:1036-42.
8 Whittle H.C., Aaby P., Samb B., Poor Serologic Responses Five to Seven

Years After Immunisation with High and Standard Titer Measles Vaccines. *Ped Infect Dis J.* 1999;18:53-7.
9 Maldonado Y.A., Early Loss of Passive Measles Antibody in Infants of Mothers with Vaccine Induced Immunity. *Pediatrics.* 1995;96:447.
10 Markowitz L., Persistence of Measles Antibody after Revaccination. *J Infect Dis.* 1992;166:205.
11 Papania M., Increased Susceptibility to Measles in Infants in the United States. *Pediatrics.* 1999;104:e 59.
12 Bier N., Enders G., Palitzsch D., Varco-Goebel M., Wie lange sind wirksame Antikörpertiter nach einmaliger Masernschutzimpfung nachweisbar? *Monatsschr Kinderheilkd.* 1995;143:281-6.
13 Doerr H.W., Zur Populationsimmunität gegen Masern, Mumps und Röteln 1990–1997. *Epidemiol. Bull.* 1998;17:122.
14 Edmonson M.B., Mild Measles and Secondary Vaccine Failure During a Sustained Outbreak in a Highly Vaccinated Population. *JAMA.* 1990;263: 2467-71.
15 Mathias R.G., The Role of Secondary Vaccine Failures. *Am J Public Health.* 1989;79/4:475-8.
16 Deseda-Tous J., Measles Revaccination – Persistence and Degree of Antibody Titer by Type of Imm. Response. *Am J Dis. Child.* 1978;132:287-90.
17 Markowitz L., Changing Levels of Measles Antibody Titers in Women and Children in the US: Impact of Response to Vaccination. *Pediatrics.* 1996;97/1: 53–58.
18 Littmann, M. u.a., Pertussis bei Kindern, Jugendlichen und Erwachsenen – wieder ein aktuelles Thema? *Kinder- und Jugendarzt* 2006;3:141-43.
19 Wakefield A.J., Ileal-Lymphoid-Nodular-Hyperplasia, Non-Specific Colitis, and Pervasive Developmental Disorder in Children. *Lancet.* 1998;351:637-41.
20 Wakefield A.J., Montgomery S.M., Pounder R.E., Crohn's Disease: The Case for Measles Virus. *Ital. Gastroenterol. Hepatol.* 1999;31:247-54.
21 Fombonne E., Inflammatory Bowel Disease and Autism. *Lancet.* 1998;351:955.
22 Miller E., Waight P., Measles Vaccination and Crohns Disease (Letter). *BMJ.* 1998;316:1745.
23 Pebody R.G., Paunio M., Crohn's Disease has Not Increased in Finland (Letter). *BMJ.* 1998;316:1745.
24 Montgomery S.M., Wakefield A.J., Paramyxovirus Infections in Childhood and Subsequent Inflammatory Bowel Disease. *Gastroenterol.* 1999;116:796-803.
25 Aaby P., Assumptions and Contradictions in Measles and Measles Immunisation Research: Is Measles Good for Something? *Soc Sci Med.* 1995;41/5: 673-86.
26 Ohsaki M., Reduced Passive Measles Immunity in Infants of Mothers who have not been Exposed to Measles Outbreaks. *Scand J Infect Dis.* 1999;31: 17-9.

27 Heinonen O.P., Peltola H., Total Elimination of Measles in Finland. *Ann Med.* 1998;30:131-3.
28 Koskiniemi M., Epidemiology of Encephalitis in Children: A Prospective Multicentre Study. *Eur J Paediatr.* 1997;156:541-5.
29 Koskiniemi M., Vaheri A., Effect of Measles, Mumps, Rubella Vaccination on Pattern of Encephalitis in Children. *Lancet.* 1989:31-4.
30 Windorfer A., Zentralnervöse Infektionen im Kindesalter: Erhebungen für die Jahre 1980-1992 in Bayern und Niedersachsen. *Monatsschr Kinderheilkd.* 1995;143:605-16.
31 Bennett J., Seroconversions in Unvaccinated Infants: Further Evidence for Subclinical Measles from Vaccine Trials in Niakhar, Senegal. *Int J Epidemiol.* 1999;28:147-51.
32 Aaby P., Samb B., Whittle H.C., Waning of Vaccine Enduced Immunity: Is it a Problem in Africa? *Am J Epidemiol.* 1999;149:104-5.
33 Whittle H.C., Aaby P., Effect of Subclinical Infection on Maintaining Immunity Against Measles in Vaccinated Children in West Africa. *Lancet.* 1999;353:98-102.
34 Witzenburg B., Masernsterblichkeit und Therapie. *Der Merkurstab.* 1992;3: 116ff.
35 Witzenburg B., Masernsterblichkeit und Therapie. *Der Merkurstab.* 1992;3: 177-80.
36 Hussey G., Managing Measles. Integrated Case Management Reduces Desease Severity (Discussion: p. 1692). *BMJ.* 1997;314:316-7.
37 Havinga W., Letter to: Managing Measles. Integrated Case Management Reduces Desease Severity (Hussey, G.). *BMJ.* 1997;314:1692-3.
38 Styrt B., Sugarman B., Antipyresis and Fever. *Archive Intern. Med.* 1990;150: 1589-97.
39 Paunio M., Secondary Measles Failures Identified by Measurement of IgG Avidity: High Occurence among Teenagers Vaccinated at a Young Age. *Epidemiol. Infect.* 2000; 124: 263–71.

10. Röteln

1 DGPI, Infektionen bei Kindern und Jugendlichen. In: DGPI-Handbuch. München; 2000:521.
2 Nelson, Rubella. In: Textbook of Pediatrics. Philadelphia; 2000:S.951.
3 Enders G., Röteln. In: Gsell K., Mohr, ed. Klinische Virologie. München; 1986: S. 159.
4 Streppel M., Epidemiology and Etiology of Aquired Hearing Disorders in Childhood in the Cologne Area. *Int J Pediatric Otorhinolaryngology.* 1998;44: 235-43.
5 Miller E., Rubella Reinfection. *Arch Dis Children.* 1990;65:820-1.

6 Morgan-Capner P., Miller E., Outcome of Pregnancy After Maternal Reinfection with Rubella. *CDR*. 1991;1/6:57-59.

7 Trier H., Ronne T., Duration of Immunity and Occurence of Secondary Vaccine Failure Following Vaccination of MMR. *Ugescr. Laeger.* 1992;154: 2008-13.

8 Huber E.G., Rötelnimpfung. *Der Kinderarzt*. 1992;23/8:1337.

9 Just J., Probleme der Rötlenimpfung. *Der Kinderarzt*. 1991;22/8:1347.

10 Thomssen R., Deutsche Wissenschaftler zur Rötelnimpfung; Kommentar zu DÄ 1970, S. 424. *DÄ*. 1970:1086-7.

11 Hinman A., Rational Use of Rubella Vaccine for Prevention of Congenital Rubella Syndrome in the Americans. *Pan Am J Public Health*. 1998;4:156-60.

12 Plotkin S.A., The Eradication of Rubella. *JAMA*. 1999;281:561.

13 Irons B., Rubella Eradication: The Countdown Begins. *West Indian Med J.* 1998;47:75-6.

14 Frenkel M., Cherry D.J., A Search for Persistent Rubella Virus Infection in Persons with Chronic Symptoms After Rubella and Rubella Immunisation and in Patients with Juvenile Rheumatoid Arthritis. *Clin Infect Dis*. 1996;22: 287-94.

15 Symmons D.P.M., Chakravarty K., Can Immunisation Trigger Rheumatoid Arthritis? *Annuals of the Rheumatic Diseases*. 1993;52:843-4.

16 Ray P., Risk of Chronic Arthropathy Among Women After Rubella Vaccination. *JAMA*. 1997;278:551-6.

17 Tingle AJ., Randomised Double-Blind Placebo-Controlled Study on Adverse Effects of Rubella Immunisation in Seronegative Women. *Lancet*. 1997;349: 1277-81.

11. Mumps

1 Herzog C., Mumpsepidemiologie weltweit. *Soz Präventivmed*. 1995;40:93-101.

2 DGPI, Infektionen bei Kindern und Jugendlichen. In: DGPI-Handbuch. München; 2000:454.

3 Cheek J.E., Mumps Outbreak in a Highly Vaccinated School Population. *Arch. Pediatr. Adolesc. Med.* 1995;149:774-8.

4 Hersh B.S., Mumps Outbreak in Highly Vaccinated Population. *J Pediatr.* 1991;119:187-93.

5 Briss P.A., Sustained Transmission of Mumps in a Highly Vaccinated Population: Assessment of Primary Vaccine Failure and Waning Vaccine-Induced Immunity. *J Infect Dis*. 1994;169:77-82.

12. Windpocken und Gürtelrose

1 Handbuch *Infektionen bei Kindern und Jugendlichen,* DGPI, München [4]2004.
2 Brunell P.A., Chickenpox examing our otions, *New England Journal of Medicine* 1991;325:1577-79.

13. Frühsommer-Meningo-Enzephalitis (FSME)

1 DGPI, Infektionen bei Kindern und Jugendlichen. In: DGPI-Handbuch. München; 2000:280-1.
2 RKI, Zum FSME-Risiko nach Zeckenstich in einem Risikogebiet. *Epidemiol. Bull.* 1999;12.

Begleitstoffe und Rückstände in den Impfampullen

1 Quast U., Thilo W., Feschorek R., Impfreaktionen. Stuttgart 1997.
2 Stickel H., Packler M., Schadstoffwirkung des Formaldehyds in Impfstoffen? *Sozialpäd.* 1986;8.
3 Kramer A., Stellungnahme zum Restgehalt von Formaldehyd in Gen HBVax u.a. an zwei Herstellern. In: *Institut f. allgem. und kommunale Hygiene, Greifswald.*
4 Meyer C., Rasch G., Schweizer MMR-Impfstoff Triviratren bei Hühnereiweiß-Allergie? *Arznei-Telegramm.* 2000;11.

Die Nebenwirkungen nach den Fachinformationen der Hersteller

1 Farrington P., A New Method for Active Surveillance of Adverse Events from Diphtheria – Tetanus – Pertussis, and Measles – Mumps – Rubella Vaccines. *Lancet.* 1995;345:567-9.

Die eigene Impfentscheidung und Impfkalender für Säuglinge, Kinder, Jugendliche und Erwachsene

1 Impfempfehlungen der Ständigen Impfkomission (STIKO) am Robert-Koch-Institut. Stand: Juli 2006. *Epidemiologisches Bulletin* 30/2006, S. 240-247.
2 Dittmann S., Begründung der STIKO-Empfehlung zur Pneumokokken-Impfung. *Epidemiol. Bull.* 28/2001, S. 216.

III. Wissens- und Bedenkenswertes zur Impfentscheidung

Zur Geschichte: Wie und wann entstanden Schutzimpfungen?

1 Schad W., mündliche Mitteilung. *Inst. Evolutionsbiol. und Morphol. Uni Witten/Herdecke*. 2000.
2 Heininger U., Historie. In: Impfratgeber Pädiatrie. Bremen; 1999:S.12.
3 Winkler S., Geißeln der Menschheit. 2 ed. Düsseldorf/Zürich; 1997.
4 Freerksen E., Wie kann eine Eradikation der Tuberkulose verwirklicht werden? *DÄ*. 1967;42:2195-8.
5 Freerksen E., BCG-Impfung der Neugeborenen ist überholt. *DÄ*. 1967;43: 2273-7.
6 Heß W., Windorfer A., Tietze H.K., Schmidt H., Aussprache zu: Wie kann eine Eradikation der Tuberkulose verwirklicht werden? und: BCG-Impfung der Neugeborenen ist überholt (Freerksen, E.). *DÄ*. 1968;36:1952-7.
7 Freerksen E., Kehler E., Schlusswort. *DÄ*. 1968;37:2015-9.
8 Freerksen E., Ist das Festhalten an der BCG-Impfung heute noch vertretbar? *Das öffentliche Gesundheitswesen*. 1971;33:706-11.
9 Madsen T., Vaccination Against Whooping Cough. *JAMA*. 1933;101/3:187.
10 Alderslade R., The National Childhood Encephalopathy Study (NCES). In. London: Department of Health and Social Security; 1981.
11 Howson C.P., Howe C.J., Fineberg H.V., Adverse Effects of Pertussis and Rubella Vaccines. In: Washington: Institut of Medicine (National Academy Press); 1991.

Die Einführung eines neuen Impfstoffes

1 Winkler S., Geißeln der Menschheit. 2 ed. Düsseldorf/Zürich; 1997.
2 Greco D., Donato, Salmaso S., A Controlled Trial of Two Acellular Vaccines and One Whole Cell Vaccine Against Pertussis. *NEJM*. 1996;334:341-8.
3 International Symposium on Pertussis Vaccine Trials – Trial Synopsis. In: Instituto Superiore di Sanità. Rome/Italy; 1995.
4 Schmitt H.J., Efficacy of Acellular Pertussis Vaccine in Early Childhood After Household Exposure. *JAMA*. 1996;275:37-41.
5 Liese J.G., Efficacy of a Two-Component Acellular Pertussis Vaccine in Infants. *Ped Infect Dis J.* 1997;16:1038-44.
6 Heininger U., Cherry J.D., Stehr K., Comparative Efficacy of the Lederle/Takeda Acellular Pertussis Component DPT (DTaP) Vaccine and Lederle Whole-Cell Component DTP Vaccine in German Children After Household Exposure. Pertussis Vaccine Study Group. *Pediatrics*. 1998;102:546-53.
7 Stehr K., Cherry J.D., Heininger U., A Comparative Efficacy Trial in Germany in Infants Who Received Either The Lederle/Takeda Acellular Pertussis

Component DTP (DTaP) Vaccine, The Lederle Whole Cell Component DTP Vaccine, or DT Vaccine. *Pediatrics*. 1998;101:1-11.

8 Cherry J.D., Comparative Efficacy of Acellular Pertussis Vaccine: An Analysis of Recent Trials. *Ped Infect Dis J.* 1997;16:90-6.

9 Cherry J.D., Heininger K., Stehr K., Christianson P., The Effect of Investigator Compliance (Observer Bias) on Calculated Efficacy in a Pertussis Vaccine Trial. *Pediatrics*. 1998;102:909-12.

10 Farrington P., A New Method for Active Surveillance of Adverse Events from Diphtheria – Tetanus – Pertussis, and Measles – Mumps – Rubella Vaccines. *Lancet*. 1995;345:567-9.

11 Keller-Stanislawski B., Löwer J., Todesfälle im zeitlichen Zusammenhang mit Sechsfachimpfung. *Information Paul-Ehrlich-Institut*. 1.7.2003:1–12.

12 Leserforum zum Thema Todesfälle im zeitlichen Zusammenhang mit Sechsfachimpfung. *Monatsschrift Kinderheilkunde*. 2003;151:981–984.

Was ist eine «Impfkomplikation»?

1 Jorch G., Kleine M., Erwing H., Koinzidenz von Virusenzephalitis und Masern-Mumps-Impfung. *Monatsschr. Kinderheilkd*. 1984;132:299-300.

2 Goebel W., Eigene Beobachtung, nicht veröffentlicht.

3 Wiersbitzky S., Bruns R., Atypische Impfverläufe. Mainz; 1995.

4 Jaber L., Infectious Episodes Following DPT Vaccination. *Clin Pediatrics*. 1988;27:491-4.

Fördern Krankheit oder Impfung Gesundheit und Entwicklung?

1 Kummer K.R., Masernverlauf in einer Kinderarztpraxis. *Der Merkurstab*. 1992;3:180-90.

2 Kummer K.R., 1001 mal Masern – prospektive Untersuchung von 886 und retrospektive von 115 Verläufen in der Praxis. *Der Merkurstab*. 1999;52: 369-75.

3 Jaber L. u. a., Infections Episodes Following DPT Vaccination. Clin. Pediatrica 1988; 27: 491-4.

4 Mutius v. E., Epidemiologie des Asthma Bronchiale im Kindesalter. *Pneumologie*. 1997;51:949-61.

5 Alm J.S., Swartz J., Atopy in Children of Families with an Anthroposophic Life Style. *Lancet*. 1999;353:1485-8.

6 Albonico H.U., Häufigkeit fieberhafter Infektionskrankheiten im Kindesalter in der Vorgeschichte von Karzinompatienten. Interner Bericht. 1995.

7 Lemann D., Fieberkrankheiten und Tumorentstehung. *Der Merkurstab*. 1992;45:193-9.

Das gesunde und kranke Immunsystem

1 Janeway C.A., Travers P., Immunology. 2 ed. Heidelberg; 1997.
2 Albonico H.U., Gewaltige Medizin. Fragen eines Hausarztes zur Immunologie, zu den Impfungen gegen Kinderkrankheiten, zu AIDS und zur Gentechnologie.
3 Antonovsky A., Unraveling the Mystery of Health. San Francisco: Jossey Bass; 1989.
4 Antonovsky A., Salutogenese: Zur Entmystifizierung der Gesundheit. Tübingen; 1997.
5 Maslow A., Motivation und Persönlichkeit. Hamburg 1999.
6 Bengel J. u.a., Was erhält Menschen gesund? Bundeszentrale für gesundheitliche Aufklärung. Köln 1998.

Das ärztliche Aufklärungsgespräch

1 Odent M., Vaccinations: Prevention of Diseases Can be a Cause of Ill Health. In: Year 2000 in Retrospect. Primal Health Research, 2000; 8/3 [MOdent@aol.com] www.birthworks.org/primalhealth.
2 Goebel W., Glöckler M., Kindersprechstunde. Stuttgart [16]2006.

Anstelle eines Nachwortes

1. Bock E., Wiederholte Erdenleben. Die Wiederverkörperungsidee in der deutschen Geistegeschichte. Stuttgart 1996.
2. Steiner R., Theosophie. Einführung in übersinnliche Welterkenntnis und Menschenbestimmung. GA 9. Dornach 1987.
3. Steiner R., Die Offenbarungen des Karma. GA 120. Dornach 1992.

IV. Informationen und Ergänzungen

Tabelle der Indikations- und Auffrischungsimpfungen

S. unter II., Die eigene Impfentscheidung, S. 192.

Bildnachweis

Agentur Kunterbunt, Heidi Velten, Leutkirch-Ausnang: Buchtitel; Seite 12, 39, 60, 77, 89, 102, 122, 131, 139, 140
Scott Bauer / United States Department of Agriculture: Seite 86
Fotosearch: Seite 135
Freytag-Berndt u. Artaria, Wien: Seite 85
F.P. Williams Jr. / Getty Images: Seite 10

Danksagung

Bei der ersten Auflage dieses Buches haben mitgewirkt: Michaela Glöckler (Dornach), sie erstellte das Schlusskapitel «Anstelle eines Nachwortes», Dörte Hilgard (Herdecke) das Hepatitis-Kapitel, Andreas Portsteffen (Herdecke) die Begleitstofflisten, Nikolai Keller (Stuttgart) die juristische Sicht, Dirk Cysarz (Herdecke) die Grafik S. 17.

Für mehrere Kapitel standen Ausarbeitungen von Kollegen zur Verfügung: von Ulf Beckmann (Stuttgart) zu Röteln, Reinhard Schwarz (Graz) zu FSME, Mathias Poland (Wehr/Baden) zu Tetanus, Kaspar Mittelstrass (Filderstadt) zu Poliomyelitis, Johannes Storto (Trier) zu Mumps, Harald von Zimmermann (Köln) u.a. zu den Nebenwirkungen. Viele Anregungen, Ergänzungen, Korrekturen und fruchtbare Kritik erhielt ich außerdem durch die Kollegen und Freunde Stefan Schmidt-Troschke, Alfred Längler, Wolfgang Mey und Christoph Rehm (alle aus Herdecke), Christoph Grob (Arlesheim/Schweiz), Hans-Ulrich Albonico (Langnau/Schweiz), Christoph Meinecke (Berlin), Georg Soldner (München) und Henrik Szöke (Wachtendonk) sowie durch die leitenden Kollegen der Kinderabteilungen der Filderklinik, René Madeleyn, und des Gemeinschaftskrankenhauses Herdecke, Christoph Tautz.

Gudrun Lamprecht und Carsten Zerbe beschafften zuverlässig die Literatur. Alexandra Günther erstellte sorgfältig das Literatur-Register. Ihnen allen sei hier noch einmal herzlich gedankt!

Ganz besonders sei Wiltrud Deggim gedacht, die unermüdlich die gesamte Schreibarbeit der ersten Auflage leistete. Nach schwerer Krankheit musste sie im September 2002 den Erdenplan verlassen.

Register